Calm Seas

Fundamentos para o tratamento bem sucedido do Transtorno Bipolar.

Calm Seas

Fundamentos para o tratamento bem sucedido do Transtorno Bipolar.

Roger Sparhawk, Me.

Tradução: Giovani Missio

CreateSpace
an Amazon Company

Todo esforço foi feito para fornecer informações precisas e completas neste livro. Nenhu-ma ideia de tratamento, conceito ou descrição no livro tem a intenção de substituir suas consultas e tratamento em curso com seu próprio médico. Cada aspecto do seu tratamen-to precisa ser discutido, planejado, guiado e dirigido pelo seu próprio médico. Nem o autor nem o editor serão responsáveis por qualquer perda, prejuízo ou dano alegadamente ori-ginado de qualquer informação ou sugestão neste livro.

Imagem da contracapa reproduzida com a permissão do Jornal Americano de Psiquiatria (Copyright 1972). Associação Psiquiátrica Americana.

Fundamentos para o tratamento bem sucedido do Transtorno Bipolar.

CALM SEAS

Índice

CALM SEAS

Dedicatória

Este livro é dedicado aos pacientes, seus familiares e entes queridos,

para a próxima geração de clínicos que tratarão de pacientes com
transtornos de humor

e para o finado J. Patrick Duffy, MD.

Diretor de Formação de Residência em
Hospitais da Universidade de Cleveland, que treinou
como um psicanalista e em seguida como um especialista em humor;
e que, posteriormente, trabalhou diligentemente
com os pacientes e seus entes queridos na interface entre
psicoterapia e os transtornos do humor.

Introdução:

O Objetivo:

Nós temos a oportunidade de ajudar 5 milhões de pessoas, pacientes com transtorno bipolar, seus familiares e entes queridos, a alcançarem uma qualidade de vida substancialmente mais alta.

Há cerca de 309 milhões de pessoas nos Estados Unidos,[217] das quais aproximadamente 3% a 4% sofrem com transtorno bipolar.[1,45,55,183] Isso representa cerca de 10 milhões de pessoas com transtorno bipolar. Talvez metade delas esteja fazendo algum tratamento, ou seja, quase 5 milhões de indivíduos. Pelo menos metade desses falhou em alcançar uma recuperação estável, o que equivale a cerca de 2,5 milhões de pessoas. A doença e seus efeitos em cada paciente bipolar tem prejudicado seriamente a qualidade de vida de pelo menos uma outra pessoa, e normalmente mais do que isso; então, entre os pacientes e aqueles próximos a eles, o número de pessoas que podem se beneficiar substancialmente de uma melhora no tratamento do Transtorno Bipolar aplicado no mundo real é de pelo menos 5 milhões de pessoas. É esse o grupo cuja qualidade de vida nós almejamos melhorar.

Pare, pegue esta ideia e pense nela por um momento: nós podemos melhorar substancialmente a qualidade de vida de 5 milhões de pessoas. Deveríamos aproveitar esta oportunidade?

Este livro é um guia para nos ajudar a alcançar este objetivo. Nele eu tento explicar a literatura científica disponível sobre tratamento do transtorno bipolar de uma maneira que a maioria das pessoas possa entender.

Especialmente se esta condição afeta você ou seus entes queridos, por favor, leia.

Como ler este livro

No livro, eu tento incluir referências suficientes (marcadas pelos números pequenos acima, como[11]) então, se você quiser, pode ver e comprovar as evidências. Você também encontrará algumas pequenas letras acima da palavra, as quais se referem a explicações nas notas de rodapé, na parte inferior da página. Mais explicações de alguns termos e abreviações podem ser encontradas no Glossário no final do livro. O Apêndice está logo após o Glossário e contém o critério diagnóstico dos numerosos transtornos de acordo com o manual de diagnósticos oficial da Associação Americana de Psiquiatria, o DSM-IV-TR.[24] O critério do diagnóstico inclui o conjunto de sintomas requerido para fazer o diagnóstico de um transtorno psiquiátrico específico de acordo com o manual. Você também pode procurar informações adicionais no nosso site, **www.calmseas.com.**

Aviso

Este livro destina-se a servir apenas como instrumento de ensino. Eu revisei as informações dos próximos capítulos para ter certeza de que estão precisas, mas a precisão não pode ser garantida. Há também diferenças de opinião entre autores, então o que parece correto para mim pode, perfeitamente bem, ser visto de uma maneira diferente por outra pessoa.

A informação neste livro se aplica àqueles cujo diagnóstico de Transtorno Bipolar I e II seja preciso e confiável, já que os resultados das pesquisas clínicas em outras condições bipolares são muito menos claros.[184,185]

Se você quer saber se tem Transtorno Bipolar ou não, eu também recomendaria o excelente livro de M.D. Jim Phelps: *"Por que eu ainda estou deprimido?"*.

Na minha opinião, os pacientes e seus colaboradores que se tornam ativamente envolvidos no tratamento tendem a ter mais sucesso. Por favor, lembremse de que seu próprio tratamento precisa ser planejado e gerenciado pelo seu médico.

Agradecimentos

Gostaria de reconhecer e agradecer a:

Roy Chengappa, MD, pelo seu encorajamento para este projeto.

S. Nassir Ghaemi, MD, MPH, por sua escrita consistente, ensino, orientação e colaboração ao longo dos anos e, principalmente, pela prestação de um modelo viável para o tratamento do Transtorno Bipolar que, a partir de 2001, ajudou com que tudo começasse a fazer sentido novamente.

Neisha DeSouza, MD, e Clara Ruiz, MD, e os residentes de psiquiatria com quem eu tenho trabalhado ao longo dos anos, por sua inspiração através da curiosidade e enorme potencial de psiquiatras em formação.

Charles L. Bowden, MD, por suas observações sobre treinamento de residência em psiquiatria, por sua revisão útil dos capítulos iniciais, e pelo seu encorajamento para a necessidade de informação adicional compreensível e explicações para os pacientes e suas famílias.

Bijan Bastani, MD, por fornecer muitos insights sobre o processo de modelos de ensaios clínicos e do funcionamento dos ensaios clínicos, por me auxiliar como investigador de casos clínicos, e por me familiarizar com o MINI-D, um instrumento notável de triagem de diagnóstico, com sugestões sobre o que é possível fazer.

Meus talentosos e excelentes supervisores nos Hospitais da Universidade de Cleveland, o Instituto de Psicanálise de Cleveland e o Hospital de Administração de Veteranos de Cleveland, que repetidamente me lembravam: "Ouça seus pacientes, eles vão lhe dizer tudo o que você precisa saber".

Ao Curso de Abordagem de Revisão Psiquiátrica da Universidade de Chicago, por Me ensinar como chegar a uma formulação de diagnóstico confiável na primeira entrevista.

Stephen M. Stahl, MD, Ph.D., por fornecer uma visão compreensível dos mecanismos de ação dos diversos medicamentos psicotrópicos, por modelar os métodos de apresentação de sucesso do orador e professor e trabalhar com o Instituto de Educação e Neurociência (NEI) fornecendo programas regionais de formação médica contínua.

Rick Davis, Ph.D., e seu grupo talentoso de treinadores de oratória profissional, por fornecer um treinamento excepcional, em colaboração com o NEI, e para a prestação de uma visão crítica sobre as muitas facetas importantes na educação de adultos.

Susan A. Duppstadt, MD, por servir como Editora Chefe altamente capaz.

Elissa Folk, por suas habilidosas e artísticas representações gráficas, incluindo a bela capa.

Todd Ivan, MD, por sua útil revisão dos primeiros capítulos, e constante incentivo para o projeto.

Deanna Horrigan, RN, CNS, por sua revisão tenaz de quase todos os capítulos do livro, e sua coragem em testar essas ideias agora quase esquecidas, mas altamente eficazes na prática.

Kim Sweeney, por servir como extraordinário bibliotecário em questões de pesquisa clínica durante grande parte do processo.

Karen McCroskey, por seu apoio amável, pelo apreço e entusiasmo inabalável com este projeto.

Phebe Simpson, RN, por sua ajuda na revisão dos capítulos do livro e pelo constante incentivo durante a realização deste projeto.

Monica Halter , RN, CNP, por seu interesse, encorajamento e por nos ajudar a encontrar o nosso muito competente designer gráfico .

Chris França , Psy.D., por seus insights e colaboração em pesquisa clínica.

Joan Wilson , Ph.D., por seu interesse considerável no Transtorno Bipolar, e por sua habilidade em colaborar comigo no atendimento de inúmeros pacientes com o transtorno.

Susan Jones e seus alunos de práticas de enfermagem da Universidade Estadual de Kent, por sua colaboração na pesquisa clínica.

À Mônica Aparecida Prado, pela fundamental colaboração na tradução para a versão em Português.

À Daniela Missio e Elisa Missio, pela constante disposição e esforço na revisão da versão em Português.

Àqueles contribuintes que eu possa ter esquecido de mencionar; minhas desculpas.

À Natalia Regina Gomes, Maria e Beatriz, pela paciência e compreensão no trabalho de tradução.

Aos Colegas Membros do "Programa Transtornos Afetivos" (GRUDA) do IPqHCFMUSP, pela fundamental colaboração na tradução dos termos e conceitos inespecíficos.

E àqueles muitos outros, incluindo pacientes, famílias e médicos, que forneceram tanto em termos de experiência pessoal com Transtorno Bipolar e com a vontade de ajudar a proporcionar melhores resultados para os outros seguirem em frente.

Fundamentos para o tratamento bem sucedido do Transtorno Bipolar.

CALM SEAS

Seção A:

Entendendo a questão de forma geral

Capítulo 1

Porque Estou Escrevendo Este Livro.

Transtorno Bipolar (TB) detém a duvidosa distinção de ser uma das mais complexas condições enfrentadas na prática psiquiátrica.[2]

Simplicidade é a chave para a complexidade.[3]

Como a primeira citação e muitas outras descrições apontam, Transtorno Bipolar é de alguma maneira, muito complexo. Visto sob um ponto de vista diferente, contudo, ele é extremamente simples.

Para começar, eu discutirei com vocês três exemplos de algumas partes do quebracabeça que fazem o Transtorno Bipolar mais fácil de ser compreendido.

Primeiro, vendo-o como um quebra-cabeça ao invés de um monstro, nos ajuda a relaxar, focar melhor e até se divertir um pouco tentando resolvêlo.

Sinceramente eu me divirto resolvendo estes quebra-cabeças com meus próprios pacientes bipolares, então eu espero e acredito que isto tornará todo o processo mais fácil e divertido para vocês.

Este livro tem como objetivo desmanchar o quebra cabeças em um número de peças bem compreensíveis.

Em segundo lugar, da maneira que o Transtorno Bipolar se comporta ao longo do tempo, parece, à primeira vista, ser muito complicado. Depois que desmembrarmos em partes (nos Capítulos 4 e 5), contudo, fica mais simples e mais fácil de compreender.

Em terceiro lugar, pelo lado do tratamento, o Transtorno Bipolar parece, para muitas pessoas, ser incurável. Eu acredito que você verá nas páginas seguintes que não é bem assim. Acontece que o tratamento é, na verdade, muito mais simples do que podemos imaginar.

Quando compararmos as duas abordagens mais comuns de tratamento lado a lado, no Capítulo 3, as escolhas entre eles podem se revelar muito mais fácil do que você poderia ter imaginado.

Médicos e profissionais de enfermagem que tratam pacientes com Transtorno Bipolar nos Estados Unidos têm recebido um treinamento extensivo e estão altamente preparados. Eles também tem se dedicado a ajudar seus pacientes, incluindo seus pacientes com Transtorno Bipolar. Durante os últimos anos, no entanto, o tratamento do Transtorno Bipolar nos Estados Unidos levou a resultados insatisfatórios quando comparado com o objetivo de recuperação estável a longo prazo.

Esta diferença entre o tratamento conhecido e o resultado atual parece um tanto confusa, e uma preocupação séria para aqueles que sofrem do transtorno. Muito desta diferença tem a ver com o treinamento que os clínicos dos Estados Unidos receberam no diagnóstico e tratamento do Transtorno Depressivo Recorrente, que é a depressão sem histórico pessoal de mania.[a] Tem sido oferecido aos médicos uma quantidade consideravelmente menor de treinamento no diagnóstico e no tratamento do Transtorno Bipolar.

A maior parte do treinamento que eles recebem no tratamento do Transtorno Bipolar é feita com estratégias e medicações que frequentemente não são bem sucedidas.

Há outras estratégias que eu descreverei como mais bem sucedidas. Essas têm sido amplamente perdidas e esquecidas ao longo dos últimos

---

a Especialistas em Transtornos de humor, chamam isto de "Depressão Unipolar" ou "Transtorno Depressivo", porque seus episódios tem apenas um "polo", para baixo, em oposição à "Doença Bipolar", que tem dois polos, para cima e para baixo.

anos pelo tratamento na comunidade, e também por muitos programas de treinamento de residentes e programas de treinamento de profissionais de enfermagem.

Como resultado, muitos médicos podem não ter tido contato ou experiências positivas com estratégias mais eficazes, e por isso não as usam com seus pacientes. Então, de certo modo, este livro te ensinará sobre o que tem amplamente se tornado a arte perdida do tratamento efetivo do Transtorno Bipolar.

Alguma das diferenças entre a tratabilidade conhecida e os resultados decepcionantes pode estar relacionada ao que eu acredito serem conceitos que não ajudam em como nosso sistema atual de diagnóstico distingue a depressão bipolar dos episódios mistos bipolares, e isto é descrito em detalhes no Capítulo 5.Outra razão tem a ver com a crença extremamente poderosa entre muitos pacientes, famílias e doutores nos Estados Unidos de que os medicamentos chamados de "antidepressivos" ajudarão mais do que uma pequena minoria de pacientes bipolares por mais do que 3 meses. Em oposição, os estabilizadores de humor tradicionais têm sido amplamente perdidos de vista, em parte porque todas suas patentes estão vencidas, e eles não são comercializados.

Segundo minha experiência própria como psiquiatra especialista no tratamento do transtorno bipolar, percebi que o Transtorno Bipolar é extremamente tratável,[b] e nós devemos constantemente esperar obter da maioria dos pacientes uma recuperação estável, com uma diminuição substancial dos sintomas de humor, com uma completa ou quase completa redução dos episódios de humor principais, e com uma melhora notável.

Estes bons resultados são mais fáceis de alcançar se as abordagens do tratamento efetivo forem aplicadas logo no início do curso do transtorno.

Eu frequentemente digo aos meus pacientes para esperar um bom resultado; e se eles seguirem o tratamento a risca, é o que normalmente acontece. Se você prometer não dizer este segredo para ninguém, eu lhe direi uma pequena regra que tenho observado ao longo dos 10 últimos anos

---

b Meu editor me fez adicionar "quase todos", porque raramente, pacientes bipolares não respondem adequadamente ao tratamento. Por outro lado, continuo com a abordagem de todos os meus pacientes de acordo com a Mentalidade Cowpens descrita no capítulo 14.

ou mais: O Transtorno Bipolar em si é quase sempre tratável.

A não ser que esta regra atinja mais do que qualquer pesquisa clínica tem sido capaz de provar até agora, e até mais do que o que eu tenho visto alguém escrever, eu tenho tentado, ao longo dos anos, refutá-la (que o Transtorno Bipolar é incurável) na minha prática clínica.

Eu tenho solicitado e recebido "tratamentos falhos" e "casos difíceis" dos meus colegas. Também tenho recebido "casos impossíveis" de pacientes que decidiram, por algum motivo após anos e às vezes décadas de tratamentos falhos, tentar o tratamento com um novo médico pela última vez, antes de ir à última consulta com o juiz ou agente funerário.

Mesmo com tudo isso, eu não tenho encontrado mais do que algumas poucas destas pessoas cuja doença bipolar pareça contradizer a regra acima. Se o paciente e eu, constantemente juntos com um membro (ou membros) familiar próximo ou uma pessoa de apoio, procurarmos efetivamente o que quer que nós possamos ter perdido, e qualquer que seja o tratamento razoável[4,5,6,7] que nós ainda não tentamos, a maioria destes pacientes também melhora. Em resumo, quanto mais eu tente achar pessoas com Transtorno Bipolar incurável, eu simplesmente não tenho sido capaz de encontrar muitas.

Eu gostaria de poder dizer que isso foi por causa do meu mérito pessoal, mas essa não é a razão. Estes bons resultados estão essencialmente disponíveis para quem aprende e aplica a abordagem "ciclo e recorrência" para o tratamento do Transtorno Bipolar. [4,5,6,7] Esta abordagem é bem apoiada pelas evidências científicas e minha própria experiência, e é descrita com mais detalhes no Capítulo 3.

Alcançamos bons resultados quando meus pacientes, seus entes queridos próximos, e eu prestamos muita atenção para certos conceitos, princípios e abordagens de tratamento que eu tenho aprendido com especialistas em Transtorno Bipolar ao longo dos últimos 35 anos.

Quando nos desviamos destas abordagens, as coisas previsivelmente pioram. Eu portanto explico ao paciente e à família que é importante utilizarmos estratégias de tratamentos cientificamente comprovados com provas sólidas antes de passarmos a tentar estratégias não comprovadas, ou estratégias que se mostraram falhas na grande maioria dos pacientes.

Um dos objetivos deste livro é explicar a você estes conceitos, princípios e abordagens comprovados, e contrastá-los com outras abordagens mais populares que têm se mostrado mais propensas a falhar. Você deve estar ciente que estas abordagens de tratamento com menos sucesso são todavia atualmente mais amplamente ensinadas e utilizadas no tratamento clínico diário de pacientes com Transtorno Bipolar do que as abordagens que explicarei para vocês.

O processo de descrever algumas abordagens de tratamento como comprovadas, e outras como tendo se mostrado propensas a falhar, certamente criará alguma controvérsia mas, em minha opinião, existem algumas conclusões muito claras, consistentes e significativas na pesquisa clínica sobre o Transtorno Bipolar que ainda não são amplamente conhecidas, e certamente também não são amplamente aplicadas pela maioria dos clínicos com seus próprios pacientes.[8,9,92,93]

A literatura de pesquisa clínica é referenciada com os pequenos números levantados ao longo do livro, de modo que aqueles que querem saber mais podem olhar os artigos na lista de referências no final do livro. Isto irá permitir que você leia estes artigos e chegue a suas próprias conclusões.

Eu sinto que precisamos ser capazes de arriscar alguma controvérsia, a fim de dar-lhes alguns conceitos básicos e algumas descrições e contrastes claros, para que você possa educar-se sobre a condição e, possivelmente, começar a tomar um papel mais ativo no seu tratamento. Ao longo dos últimos anos, tenho visto que quanto mais os pacientes e suas famílias puderem aprender sobre suas doenças a partir de fontes confiáveis, e quanto mais eles puderem se tornar participante ativos em seu tratamento, melhor será o resultado.

Até agora, o Transtorno Bipolar pode ter sido um mistério para você, talvez algo como a primeira citação mencionada no início do capítulo, tirada de um artigo de jornal recente:

"Transtorno Bipolar (TB) tem a duvidosa distinção de ser uma das mais complexas condições enfrentadas na prática psiquiátrica".[2]

Acontece que o Transtorno Bipolar e as fórmulas para o sucesso do tratamento são muito mais simples e diretas do que você pode ter pensado, muito mais como a segunda citação mencionada no início do capítulo, de um dos meus pacientes:

"A simplicidade é a chave para a complexidade."[3]

Meu objetivo neste livro é explicar essas coisas para você em termos e descrições que irão torná-los compreensíveis

É minha esperança sincera e minha intenção que isso vai começar a ajudá-lo a desvendar o mistério do Transtorno Bipolar, de modo que você pode realmente começar a vislumbrar conseguir um bom resultado.

Na parte de trás do livro você encontrará um glossário com alguns termos que serão utilizados várias vezes ao longo do livro, e um apêndice com descrições dos sintomas dos transtornos do humor do manual de diagnóstico atual. Entender alguns termos e/ou saber onde encontrar suas definições caso esqueça, irá ajudá-lo em sua jornada através do livro.

Fundamentos para o tratamento bem sucedido do Transtorno Bipolar.

CALM SEAS

Capítulo 2

As Três Principais Pesquisas Clínicas.

(Observação: Se por algum motivo você achar este capítulo ou o capítulo 3 muito acadêmico, simplesmente pule direto para o Capítulo 4.)

No capítulo anterior eu expliquei que o Transtorno Bipolar é um transtorno tratável. Infelizmente, apesar de ver médicos dedicados e treinados extensivamente, a maioria dos pacientes bipolar dos Estados Unidos atinge apenas resultados insatisfatórios. Estes resultados devem ser considerados em relação a um objetivo de melhor funcionamento como parte de recuperação estável de longo prazo. Esta diferença entre a tratabilidade e os resultados observados deve deixar todos nós muito confusos.

Você notará que eu disse "nos Estados Unidos", e você pode estar se perguntando se é diferente de qualquer outro lugar no mundo desenvolvido, e nós voltaremos a essa questão mais tarde.

Para explicar a situação nos Estados Unidos, no entanto, eu preciso primeiro lhe dar um breve histórico sobre a investigação clínica para tratamento de Transtorno Bipolar.

Existem dois grandes grupos de pesquisa acadêmica altamente respeitados que têm feito a maior parte dos estudos clínicos do Transtorno Bipolar ao longo dos últimos anos. O primeiro deles é o Stanley

Foundation Bipolar Network, ou SFBN.

Líderes deste grupo incluem Robert Post, MD, Lori Altshuler, MD, e outros. Alguns anos atrás este grupo mudou seu nome para Bipolar Collaborative Network ou BCN. Portanto, vou abreviar esse grupo como SFBN/BCN[c].

A depressão bipolar tem sido um dos maiores desafios não resolvidos no tratamento de Transtorno Bipolar,[161,162] e o grupo SFBN/BCN decidiu estudar como podemos tratar a depressão bipolar com mais sucesso.

Alguns estudos anteriores tinham mostrado a depressão permanecendo em alguns pacientes após o tratamento com estabilizadores do humor. A maioria dos especialistas em Transtorno Bipolar, incluindo o grupo SFBN/BCN, sempre, com base na evidência científica, considerava os estabilizadores de humor tradicionais, especificamente Lítio, Divalproato (Depakote), Carbamazepina (Tegretol, etc), e, mais recentemente, a Lamotrigina (Lamictal), com sendo os tratamentos mais eficazes para o Transtorno Bipolar. Os estudos SFBN/BCN começaram a observar o que acontecia em pacientes bipolares sofrendo com depressão bipolar.

Um desses três estudos enfatizados neste capítulo teve início com pacientes com depressão bipolar que já estavam sendo tratados com um ou mais Estabilizadores de Humor tradicionais (EH). Os pesquisadores então adicionaram um Antidepressivo. O antidepressivo continuou (junto com o estabilizador de humor) por até um ano, e os pesquisadores observaram e registraram os resultados. Eu vou abreviar este primeiro estudo como Altshuler 1 (2003).[10]

Se você perguntar a um médico que utiliza antidepressivos (ADs) na maioria de seus pacientes bipolares a longo prazo (e isso parece ser a maior parte dos clínicos dos Estados Unidos que tratam o Transtorno Bipolar[8,9]), o estudo mais provável mencionado como base de evidência e suporte para esta prática é o Altshuler 1.[10]

Parafraseando a abordagem clínica destes médicos, eles parecem raciocinar da seguinte forma: "O Estudo Altshuler 1 mostra que os

---

c O Outro grande grupo multicêntrico de pesquisa que segue fazendo estudos com grande número de pacientes com Transtorno Bipolar é o STEP-BD, que começou alguns anos depois do SFBN/BCN . Será descrito no Glossario.

pacientes bipolares que continuaram com ADs juntamente com os estabilizadores de humor progrediram mais do que aqueles em quem ADs foram interrompidos (e que, em seguida, continuaram apenas com os estabilizadores de humor). Portanto, concluo que é melhor manter a maioria ou todos os meus pacientes bipolares com ADs ao longo do curso do tratamento. Os antidepressivos parecem ajudar, e eu noto que eles não causam nenhum problema. Por isso, eu não vejo motivo para deixa-los fora do regime de tratamento dos pacientes. Eles podem apenas ajudar, e retirar o AD deixaria o paciente vulnerável à depressão."

Esta leitura do estudo Alshuler 1 deixa de fora algumas coisas. Primeiro, o grupo SFBN/BCN do Dr. Althsuler olhou apenas para pacientes com depressão bipolar[11,24], não para todos pacientes bipolares.[10] Era esperado que os pacientes em episódios maníacos ou episódios mistos de Transtorno Bipolar tivessem resultados piores do que pacientes bipolares deprimidos.[12,13]

Mesmo começando apenas com pacientes bipolares na fase depressiva, no entanto, apenas cerca de 1 em 6 (15,3%) pacientes passaram os primeiros 2 meses com AD[14] sem problemas e tiveram uma resposta positiva ao AD. A pequena minoria dos pacientes que ficou bem com a combinação do AD parecia melhor permanecendo com ele durante o curso do ano seguinte.[10,15]

Um artigo de revisão do mesmo grupo apontou que, "Nos estudos Altshuler, aqueles que permaneceram bem com qualquer antidepressivo por mais de 2 meses (...) foram (...) apenas 15-20% dos pacientes tratados inicialmente."[16] Em uma revisão posterior feita pelo mesmo grupo, Post, Altshuler, Frye, e outros em 2010 notaram novamente que havia apenas uma taxa "de 15% a 16%" de resposta sustentada para a adição de um medicamento antidepressivo no tratamento em curso,[17] outra vez, muito consistente com 1 em 6 pacientes bipolares na fase depressiva.[11] E isso, apenas olhando para os estudos SFBN /BCN.

O outro grande grupo acadêmico multicêntrico de pesquisa clínica, o STEP-BD, também olhou para o tratamento da depressão bipolar, acrescentando ADs aos estabilizadores de humor. No geral, os estudos do STEP-BD mostram muito menos benefícios no uso de AD em pacientes bipolares deprimidos do que aqueles mostrados nos estudos SFBN/BCN.[18,19] Um dos estudos, prospectivo. Randomizado e cuidadosamente projetado para adicionar ADs aos estabilizadores de humor na depressão bipolar, não mostrou nenhum benefício ao adicionar ADs, em comparação com a adição de um placebo.[18] Um grupo de investigadores experientes do STEP-BD resumiu os resultados de numerosos estudos do grupo da seguinte maneira: "Os resultados desses estudos trouxeram a questão da ampla utilização de antidepressivos no tratamento da depressão bipolar...".[204]

Como sempre, há algumas questões metodológicas com os estudos das pesquisas clínicas.[129] O estudo SFBN/BCN Altshuler 1 foi um estudo "observacional", isto é, os pacientes não foram divididos aleatoriamente em dois grupos de tratamento, aumentando a possibilidade de viés em termos de quem entrou em qual grupo de tratamento. No entanto, Altshuler 1, e mais tarde, o estudo aleatório SFBN/BCN Altshuler 2[15] aumentaram fortemente a possibilidade de que cerca de 1 em 6 bipolares deprimidos possam melhorar ao continuar por até um ano com a associação de um AD, especialmente se eles tiverem uma boa resposta ao tratamento inicial por mais do que apenas algumas semanas.

Na minha prática, estou constantemente à procura deste paciente em cada 6 que pode melhorar quando mantido com ADs a longo prazo, e quando eu estou convencido de que eu o encontrei, eu definitivamente manterei ele com ADs como parte de seu de tratamento de manutenção.

É interessante comparar a demonstração da eficácia de combinar ADs com estabilizadores de humor em a 1 em cada 6 pacientes bipolares deprimidos, com a prática comum nos Estados Unidos de prescrever ADs a longo prazo para 4 destes 6 pacientes pacientes.[8,9,64]

O grupo de pesquisa SFBN/BCN descobriu que os ADs só foram bem sucedidos em 1 de cada 6 pacientes bipolares deprimidos em seus estudos. Você pode se perguntar então se eles encontraram algum outro medicamento ou grupos de medicamentos que foram melhor com mais frequência?

Acontece que o grupo de pesquisa SFBN/BCN olhou para esta questão num segundo estudo de vários anos, com 525 pacientes bipolares e publicado no final de 2010.[20] Eles descobriram que as taxas de sucesso foram maiores para o Lítio, medicamentos para a tireóide, anticonvulsivantes (medicamentos de redução das crises, incluindo estabilizadores de humor anticonvulsivantes), os antipsicóticos mais recentes (os antipsicóticos "atípicos", ver Glossário), e até mesmo os benzodiazepínicos (ver glossário). Os antidepressivos ficaram em sexto lugar na taxa de sucesso. Apenas os estimulantes e os antipsicóticos mais antigos foram piores (ver as tabelas no final do Capítulo 9).[20]

Para trazer a história completa, eu assinalei que temos apenas resultados clínicos insuficientes para pacientes bipolares "nos Estados Unidos." Devemos nos perguntar se é diferente em qualquer outro lugar no mundo desenvolvido. Curiosamente, no terceiro grande estudo mencionado no título deste capítulo, foi exatamente o mesmo grupo SFBN / BCN, cujos estudos são mantidos como uma justificativa para o uso de AD a longo prazo generalizado, que publicou recentemente um estudo que abordou esta pergunta, Post, Leverich, Altshuler, (2011).[21] Eles compararam as práticas e resultados clínicos nos Estados Unidos com os de dois países europeus.

Eles descobriram algumas diferenças surpreendentes entre os padrões de prescrição do EUA versus os países europeus, bem como as diferenças nos resultados clínicos entre os dois grupos. "Lítio foi utilizado com maior freqüência na Europa do que nos EUA e teve uma maior taxa de sucesso." [21] "Os antidepressivos foram usados mais nos EUA, mas tiveram taxas de sucesso extremamente baixas".[21]

Por que raios então estamos prescrevendo-os tanto nos EUA, para cada 4 de 6 pacientes, a longo prazo?[8,9] Para começar a entender por que, olharemos no próximo capítulo, com mais atenção, para duas grandes abordagens de tratamento para Transtorno Bipolar.

CALM SEAS

Capítulo 3

As Duas Estratégias Utilizadas no Tratamento do Transtorno Bipolar

Venho cuidando de pacientes como psiquiatra por 30 anos, e sou um clínico especializado em Transtorno Bipolar. A palavra chave aqui é "clínico", já que a maioria dos especialistas são principalmente pesquisadores. Tenho, ao longo da minha carreira, participado de uma pequena quantidade de pesquisa clínica, mas a maior parte do meu tempo foi gasto na assistência direta ao paciente, e na maioria das vezes assistindo pacientes com transtornos de humor. Cerca de dois terços dos pacientes que eu vejo agora sofrem com Transtorno Bipolar, e a maioria dos outros sofrem de depressão.

Como meu colega especialista clínico bipolar, Jim Phelps, MD, recentemente observou[22,23] a raiz da palavra para médico significa "professor." Ao longo dos últimos 20 anos estudando os transtornos do humor, eu também descobri que uma parte importante do meu trabalho é ajudar os pacientes e suas famílias a se tornarem especialistas sobre a sua doença, e que isso melhora dramaticamente seus resultados.

Neste momento parece haver duas abordagens de tratamento para Transtorno Bipolar (Tabela 1), e um dos principais objetivos deste livro é explicá-las para você. A primeira abordagem incide sobre o curso e evolução do Transtorno Bipolar, incluindo também seus padrões de ciclagem. Esta ciclagem muitas vezes não é apenas para cima (mania) ou para baixo (depressão). Em vez disso, muitas vezes a ciclagem é para cima e para baixo ao mesmo tempo, variando em diferentes graus (os chamados estados mistos ou episódios mistos, ver glossário), especialmente após alguns anos e/ou episódios da doença, conforme descrito nos Capítulos 4 e 5.

TABELA 3.1

As Duas Estratégias de Tratamento mais Usadas		
	TBCR Tratamento Baseado na Ciclagem e Recorrência	**TBP** (A estratégia mais usada) Tratamento Baseado na Polaridade
Perspectiva Clinica da Doença	Longo Prazo/Longitudinal[33,43,143,190]	Curto Prazo/Transversal
Marcadores/ Indicadores	História Familiar, Idade de Inicio, evolução da doença ao longo da vida, resposta a tratamentos anteriores, sintomas atuais	Sintomas atuais
Fenômeno Primário[30]	Ciclagem e Recorrência (altos e baixos e episódios mistos)[44]	Mania vs. Depressão (apenas altos e baixos)[44]
Esta abordagem explica completamente	Padrão de sintomas do curso inicial e tardio[44,89]	Padrão de sintomas do curso inicial apenas[44,89]
Objetivo Geral	Acalmar as Oscilações ao longo do tempo[4,5,6,7,43]	Reverter a polaridade atual[8,9]
Objetivo inicial do tratamento	Controlar a Mania e os Sintomas Mistos – "Mania antes"[33,43,152]	Consertar a Depressão[8,9,121,207] "Depressão Antes"
Principais Medicações Usadas	Estabilizadores de Humor[4-7,33,43,108]	Antidepressivos[8,9,12]
Medicações Geralmente Usadas	EH>AA>>AD	AD>AA>>EH
Uso de Antidepressivos	Pouco frequente, bem selecionado, algumas vezes no curto prazo, e geralmente depois de falharem as estratégias de mais evidência.[4,5,6,7]	Na maioria dos casos[8,9,] frequentemente iniciando no primeiro dia[18,9,] e para o longo prazo[8,9,] frequentemente ininterrupto por anos.
Tamanho das Combinações Medicamentosas	Pequenas[41]	Grandes[41]
Efetividade Observada	Moderada[20,21]	Extremamente Baixa[10,16,19,20,21,28,29,39,42]

EH = *Estabilizadores de Humor*   **AA** = *Antipsicóticos Atípicos*   **AD** = *Antidepressivos*

A primeira abordagem (**ciclagem e recorrência**) olha atentamente para os padrões de recorrência, ou seja, quantas vezes e em que condições o paciente experimenta episódios adicionais da doença. Esta abordagem também se concentra um pouco mais sobre o episódio maníaco e episódios mistos, devido à percepção de que a frequência e a gravidade da ciclagem e da recorrência não podem ser controladas sem que se faça alguma coisa.

A segunda abordagem (**polaridade**) está menos preocupada com a longa extensão da doença ao longo do tempo, e se concentra na polaridade atual, isto é, se o episódio atual da doença é para o alto (maníaca) ou para baixo (depressão). A abordagem baseada na polaridade está intimamente ligada com a classificação diagnóstica oficial atual, tal como consta no DSM-IV-TR[24] e DSM-IV,[11] que são muito semelhantes uma a outra. Episódios mistos não ocorrem com muita frequência na visão do modelo de polaridade, e estes são bem estreitamente definidos,[11,24] portanto, frequentemente menos observados sob este ponto de vista.

Praticantes da abordagem com a perspectiva da polaridade estão muito mais preocupados com os sintomas depressivos, e parecem encontrá-los em uma proporção muito grande de pacientes bipolares. Por favor, notem que os próprios pacientes bipolares não costumam informar manias ou sintomas maníacos por conta própria no consultório.[69,94] Do que eles se queixam, quase sempre, é do seu estado de humor atual, que descrevem mais facilmente em suas próprias palavras como "depressão". (Veja as descrições mais completas deste padrão nos capítulos 5 e 16).

Em consequencia, os profissionais que trabalham com perspectiva na polaridade, tratam a grande maioria dos pacientes bipolares com antidepressivos, muitas vezes a partir do primeiro dia em que os vê e, em seguida, estendendo para sempre este uso, trocando eventualmente ou frequentemente os antidepressivos, mas sem nunca parar por completo já que estes profissionais parecem acreditar que os ADs são úteis para os pacientes tanto a curto como longo prazo. As vezes, os ADs são utilizados em conjunto com os estabilizadores de humor, e outras vezes não.

Estes profissionais muitas vezes explicam o uso de AD a longo prazo com o argumento de que seus pacientes permanecem essencialmente deprimidos, o que realmente parece ser o caso; entretanto há indícios crescentes de que pacientes podem permanecer doentes por causa do uso contínuo de AD[12,23,25,26,27,209] ao invés de melhorarem com ele. (Veja a discussão interessante disto no livro de Phelps,[23] ppáginas 176 a 184). Como observado no Capítulo 2, o uso de AD além dos 3 meses se mostrou eficaz em apenas 1 em cada 6 pacientes deprimidos bipolares,[16,18,19,21,28-30] de modo que chamar estes medicamentos de "antidepressivos" quando eles estão sendo usados no tratamento do Transtorno Bipolar não é uma nomeação precisa nem confiável.[28,61,145]

A razão para explicar para você as duas abordagens diferentes de tratamento é que o tipo de tratamento utilizado para cerca de dois terços dos pacientes bipolares nos Estados Unidos[8,9,64] é baseado na perspectiva sobre a polaridade e depende mais pesadamente de ADs. Notes que as melhores pesquisas clínicas mostraram que os antidepressivos levam a "taxas de sucesso extremamente baixas".[31,16,18-21,28,30,145]

Isto é, o modelo de tratamento a partir da perspectiva da polaridade utilizado para a grande maioria de pacientes bipolares nos Estados Unidos nos últimos 10 anos tem repetidamente e consistentemente demonstrado falhar em 5 de cada 6 pacientes bipolares. Dito de outra maneira, esta estratégia falha no Transtorno Bipolar cinco vezes mais do que sucede.

Dado a alta taxa de falha, parece que os clínicos embasados na perspectiva da polaridade não estão geralmente em posição de esperar a completa eliminação de grandes episódios de humor. Eles parecem considerar que o tratamento seja tão bem sucedido quanto ele pode ser, mesmo que só consiga manter os pacientes fora do hospital, e mesmo que seja preciso tomar 4-8 medicamentos para fazê-lo. Estes medicamentos são contínuos, apesar de serem frequentemente associados a efeitos adversos incômodos como sonolência, interferindo na capacidade do paciente para realizar suas funções adequadamente.

Caso Clínico 3.1[14, d]

Um homem de 53 anos de idade, claramente incapacitado, foi visto recentemente para a avaliação inicial em um centro público de saúde mental.

d Caso Clínico reproduzido a partir do Journal of Clinical Psychiatry, 2010, com permissão de Psysicians Postgraduate Press, Inc.

Não havia registros anteriores disponíveis e sua irmã, uma boa historiadora, o acompanhou. Ele deu, e sua irmã confirmou, uma história inequívoca de Transtorno Bipolar I, com uma primeira internação 20 anos atrás por mania, e um total de 6 internações psiquiátricas, com 5 das 6 sendo em hospitais afiliados a universidades, com longos períodos de ambulatório e seguimento com o psiquiatra do hospital. A sexta internação foi em um hospital do Estado. Seu diagnóstico foi de Transtorno Bipolar em todas as internações, e ele tinha sido tratado com vários antidepressivos e antipsicóticos ao longo dos anos. Durante um questionamento, ele e sua irmã negaram que ele tenha sido tratado com Lítio,[14] Divalproato de Sódio ou Carbamazepina, mas após a discussão das opções, ele prontamente consentiu com uma experiência com Lítio, prescrito sem antidepressivos.

Uma das minhas principais razões para escrever este livro é para refamiliarizar os pacientes, familiares e médicos, com o que agora é quase uma arte perdida, a alternativa mais simples e eficaz da abordagem baseada em evidências com a perspectiva na "ciclagem e recorrência".[4-7]

A abordagem embasada na ciclagem e recorrência tem se mostrado capaz de levar a taxas moderadas de sucesso,[20,21] e na minha experiência com as estratégias descritas neste livro, pode levar de moderadas a altas taxas de sucesso na prática clínica. O objetivo da abordagem baseada na ciclagem e recorrência é muito mais ambiciosa se comparada com a melhora muito limitada, geralmente possível, com a abordagem baseada na polaridade, como você verá mais adiante neste capítulo.

Cerca de 12 anos atrás eu li o que acabou por ser um artigo muito importante no tratamento do Transtorno Bipolar.[31] O artigo me fez começar a pensar sobre as duas abordagens acima; e eu comecei a olhar com mais cuidado, contrastando as abordagens no meu trabalho com meus próprios pacientes e os pacientes dos outros. Eu achei que a abordagem "ciclagem e recorrência" descrita neste artigo[31] levou consistentemente a melhores resultados para os pacientes, e assim comecei a estudar essa abordagem em mais detalhes. Como outros colegas descobriram sobre o meu interesse em Transtorno Bipolar, eu comecei a ver cada vez mais pacientes bipolares.

Esta abordagem é descrita na Tabela 1 como tratamento baseado na ciclagem e recorrência, ou TBCR para resumir. Ciclagem significa simplesmente que a Ativaçãoe[e] ae o estado de humor do Transtorno Bipolar variam para cima e para baixo, e muitas vezes para cima e para baixo, em diferentes graus ao mesmo tempo, com vários padrões emergentes sobre o curso evolutivo da doença.

O número de padrões da ciclagem é quase ilimitado,[4,169] mas alguns padrões têm sido mais bem definidos e compreendidos, e podem ter significados muito importantes para quais tratamentos possam ser mais bem sucedidos. Portanto, a determinação e compreensão do padrão de ciclagem de um paciente pode ser muito importante para o tratamento. Em TBCR, por exemplo, há muito mais ênfase no fato de que as oscilações de humor podem ser bastante variáveis, e muitas vezes mistas (para cima e para baixo ao mesmo tempo ou dentro de um curto espaço de tempo), ao invés de simplesmente para cima ou para baixo. Segundo o mais respeitado texto de Transtorno Bipolar, Goodwin e Jamison (2007),[4] atesta:

"Assim, longe de ser um transtorno 'bipolar', com o pressuposto de estados clinicamente opostos, a doença caracteriza-se pela co-ocorrência dos sintomas maníacos e depressivos ao mesmo tempo com maior frequência que separados."[32]

Isto é, altos e baixos de ativação e de humor muitas vezes acontecem ao mesmo tempo em vez de em momentos separados, e isto é especialmente verdade, depois de alguns episódios ou alguns anos, no curso final do Transtorno Bipolar, tal como descrito nos capítulos 4 e 5.

Recorrência simplesmente se refere ao fato de que no Transtorno Bipolar, os episódios acontecem repetidamente, com padrões e frequências variadas.

A abordagem TBCR tem uma visão de longo prazo da história de episódios de humor, já que esta, muitas vezes, fornece pistas importantes tanto para a possível progressão da doença ao longo do tempo, quanto para quais tratamentos podem ser mais bem sucedidos na fase atual da doença. TBCR é mais direto ao descrever o Transtorno Bipolar como uma doença dominante ao longo da vida, ou seja, como mais importante do que outras doenças, e

---

e "Ativação" simplesmente se refere a quão energizado ou "pra cima" o paciente está. Veja também no Glossário na parte de trás do livro, especialmente no o Capítulo 16.

principal foco do tratamento.

As principais exceções a esta regra são se o paciente tem abuso ativo de álcool ou outra droga, ou um transtorno neurológico médico ou cerebral, ao mesmo tempo em que o Transtorno Bipolar. Em tais casos, o TBCR considera os dois problemas muito importantes, e ambos devem ser tratados desde o início. Essas exceções são também chamadas Transtornos de Primeiro Nível (Top Tier Disorders), e são discutidas em detalhes no Capítulo 12.

A visão TBCR da doença leva em consideração a história familiar do Transtorno Bipolar e outros transtornos de humor, idade de início, a evolução dos episódios de humor e a história de respostas aos tratamentos anteriores, bem como o estado de humor atual.[4,5,6,7] Em resumo, quatro dos cinco fatores chave na visão TBCR da doença são históricos, ou parte da visão de longo prazo da doença,[33] e apenas um dos cinco é o estado de humor atual. Isto entra em contraste com a abordagem baseada na polaridade, que tende a ver a Doença Bipolar principalmente sob o ponto de vista do estado de humor atual.

O objetivo inicial do TBCR é controlar os sintomas maníacos e mistos,[33,43,152] que incluem insônia grave, irritabilidade, agitação e incapacidade de pensar com clareza devido à aceleração de pensamento e a distraibilidade. Também incluem comportamentos de alto risco, impulsividade e aumento dos pensamentos e do risco de suicídio.[33-35,43,110] Estes sintomas muitas vezes levam a rupturas desnecessárias de relacionamentos, perda de emprego (muitas vezes por se tornar um funcionário perturbador e ser demitido), e afastamento dos amigos e familiares. Em resumo, estes pacientes estão em risco de perder quase tudo, a menos que estes sintomas sejam rapidamente controlados. Normalmente, a ciclagem de humor é muito mais facilmente controlada se estes sintomas maníacos e mistos forem controlados no início e mantidos sob controle durante a evolução da doença.

Tratamentos bem sucedidos destes sintomas frequentemente conduzem a uma redução significativa dos sintomas depressivos no paciente. Se alguns dos sintomas depressivos persistirem, podem ser manejados após o controle dos sintomas maníacos e mistos, como descrito no capítulo 9. Menos frequentemente, na minha experiência, em cerca de 15% a 20% das consultas, os pacientes bipolares I ou II podem se apresentar com uma depressão pura, com sono excessivo (11 a 20 horas por 24 horas), redução extrema de energia, do interesse e das atividades. Esta situação de tratamento será especificamente abordada no Capítulo 9. Em tais casos, a depressão deve ser tratada imediatamente, e isso inclui começar o tratamento com estabilizador do humor logo no início para proteger contra o aumento do ciclo de humor, bem como contra possíveis ciclagem para estados maníacos ou mistos.

O objetivo a médio e longo prazo do TBCR é controlar e suavizar as oscilações de humor, e também reduzir a frequência de episódios futuros. Como explico aos meus pacientes, queremos diminuir a intensidade das oscilações e diminuir a frequência dos episódios, como mostrado no gráfico a seguir, pela mudança de padrão A para padrão B:

Figura 3.1

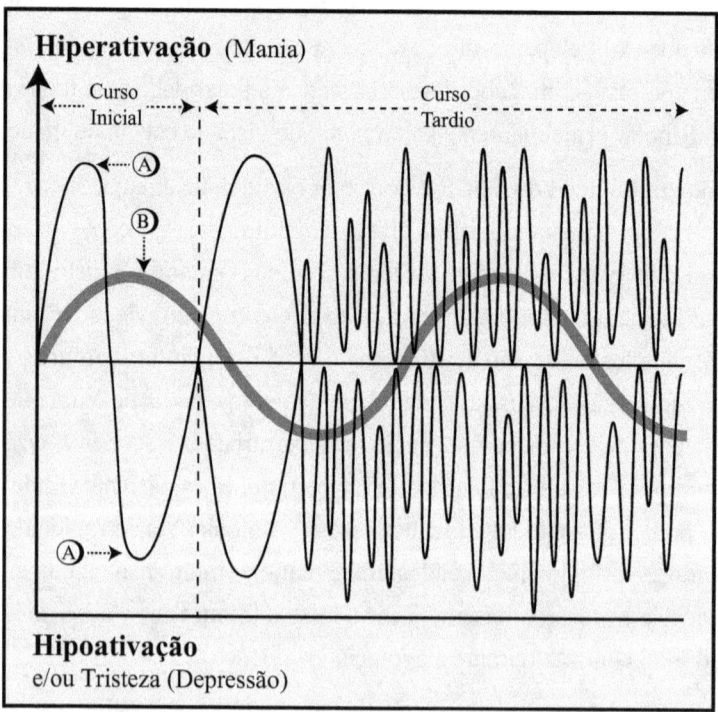

O objetivo a longo prazo do TBCR é suavizar a ciclagem a tal ponto que possamos evitar episódios de humor completos, e assim, tornar possível ao paciente desenvolver uma recuperação mais completa do funcionamento em todas as áreas de sua vida.

Os principais medicamentos usados no TBCR são os estabilizadores de humor tradicionais (EH), Lítio, Divalproato de Sódio, Carbamazepina, e Lamotrigina. Nós, as vezes, prescrevemos 2 ou 3 deles de uma vez, se necessário, com ou sem os antipsicóticos, que são chamados de antipsicóticos atípicos (AA). Os antipsicóticos atípicos, assim como o Lítio, o Depakote, e a Carbamazepina, são eficazes contra os sintomas maníacos e sintomas mistos. Os três estabilizadores de humor tradicionais notoriamente comprovados (Lítio, Divalproato, e Carbamazepina) têm sido utilizados com sucesso por décadas e comprovados em centenas de estudos. Eles têm um poderoso efeito anti-maníaco, e são descritos em mais detalhes no capítulo 8 como TETO, ou seja, eles controlam ou previnem oscilações "para cima".

O mais novo dos estabilizadores de humor tradicionais, Lamotrigina, não é tão bom para sintomas maníacos e é apenas um pouco útil para a depressão aguda, mas é muito poderoso na prevenção contra a recorrência de episódios depressivos e é descrita no Capítulo 8 como um PISO, ou seja, protege contra oscilações excessivas "para baixo".[36] O Lítio tem algum efeito assim também. Todos os quatro estabilizadores do humor proporcionam algum grau de suavização e redução da frequência de ciclagem ao longo do tempo, e refiro-me a isso como "Estabilização Nuclear".

Na abordagem TBCR , há a preocupação de que a medicação antidepressiva (AD) possa desencadear episódios maníacos ou mistos em alguns pacientes,[37] agravar episódios mistos[13,131] e aumentar a frequência das oscilações de humor, chamada de ciclagem rápida.[19,27] Eles também têm sido associados com depressões mais graves[12,23,25,26], mais frequentes, e mais comportamentos suicidas em pacientes bipolares.[38]

Como resultado, os médicos orientados pela perspectiva TBCR não costumam usar antidepressivos logo no início do processo de tratamento e, nós os utilizamos de forma muito seletiva, em aproximadamente 15% a 20% dos pacientes que apresentam depressão pura. Ainda assim, devemos usá-los a curto prazo, ou seja, por apenas 2-3 meses, e mesmo assim, depois de experimentar a combinação com maior evidência que é olanzapina-fluoxetina.[102,128,131]

Fora estes pacientes com depressão pura, nós costumamos usar medicamentos antidepressivos somente após a comprovação de que as numerosas estratégias descritas[4,5,6,7,20,21,131,187] nos capítulos 8 e 9 se esgotaram. Assim, por exemplo, um médico utilizando a abordagem TBCR pode considerar um antidepressivo como quarto, quinto ou sexto medicamento na construção de uma prescrição de tratamento, e apenas quando combinado com estabilizadores de humor.

Os médicos que trabalham com a abordagem mais comum do tratamento baseada na perspectiva da polaridade usam geralmente antidepressivos como o primeiro ou segundo medicamento, muitas vezes sem estabilizadores de humor. Por vezes, continuam com antidepressivos para sempre sem interrupção, apesar das evidências robustas de que eles falham em 5 de cada 6 pacientes, e de que tendem a piorar as coisas, em vez de melhorar a longo prazo.[12,25,26.39,40,131,186,209]

O tamanho da prescrição de tratamento necessário para tratar o Transtorno Bipolar com TBCR geralmente é relativamente menor,[41] isto é, são necessários menos medicamentos. Isso pode ocorrer porque os estabilizadores de humor têm se mostrado mais eficazes do que os antidepressivos[18,19,20,21] no Transtorno Bipolar I e II (Para a descrição do manual de diagnóstico de Transtorno Bipolar I e II, consulte o Apêndice.[24])

As taxas de sucesso a longo prazo da abordagem TBCR como demonstrado em estudos sistemáticos são moderadas,[22,111,116,187] e eu acredito que a partir de minha própria experiência, e utilizando estratégias delineadas neste livro, esta abordagem pode ter de moderadas a altas taxas de sucesso quando aplicadas na prática clínica.

Vamos agora olhar para outras diferenças entre TBCR e a estratégia utilizada em cerca de dois terços dos pacientes nos Estados Unidos,[8,9,64] descritas aqui como Tratamento Baseado Polaridade, ou TBP (Ver Tabela 1). Nestes tratamentos os antidepressivos são frequentemente combinados com um mais antipsicóticos "atípicos".

Mais recentemente, os antidepressivos têm sido cada vez mais associados com Lamotrigina que infelizmente, fornece apenas fracos efeitos antimaníacos.

Muitos médicos que utilizam a abordagem baseada na polaridade não veem o Transtorno Bipolar como uma doença predominante (veja também no Capítulo 12), mas como uma doença ou condição entre muitas doenças que um paciente pode ter ao mesmo tempo.

Como resultado, os vários conjuntos de sintomas que aparecem no paciente são percebidos pelos médicos da polaridade como sendo desordens distintas e igualmente importantes,[106] em vez de sintomas do Transtorno Bipolar primário. Alguns exemplos incluem insônia, ansiedade, obsessões, depressão, falta de concentração, falta de energia e irritabilidade.

Muitas vezes, vários medicamentos são associados para tratar estas queixas que, sem um olhar cuidadoso sobre o estado do ciclo de humor subjacente parecem superficiais e condições distintas. Assim, por exemplo, muitos pacientes acabam com uma combinação de medicamentos ansiolítica para a ansiedade relatada, um antidepressivo para depressão, uma medicação para dormir para tratar a insônia, e estimulantes para o tratamento da presumida comorbidade com TDAH (Transtorno de Déficit de Atenção e Hiperatividade).[219] Tal como descrito no Capítulo 12, todos estes padrões de sintomas diferentes podem ser facilmente imitados pela mania ou estados mistos, quando não tratados adequadamente ou subtratados.

Como você pode ver (também no capítulo 15), a extensão dos regimes de medicação tende a ficar maior,[41] às vezes, com uma medicação para cada grupo de sintomas, pela simples falha de avaliar e tratar o Transtorno Bipolar subjacente com sucesso, muitas vezes gerando mais ou todos estes sintomas.

O resultado final a ser alcançado, no entanto, parece ser a eficácia a longo prazo. Como observado no Capítulo 2, os medicamentos antidepressivos são usados por médicos emabasados na perspectiva da polaridade com mais frequência do que os estabilizadores de humor tradicionais, mas o uso de antidepressivos é associado com "taxas de sucesso extremamente baixas."[21]

Por que, então, dois em cada três pacientes bipolares nos EUA são tratados com eles?[8,9,92,131]

Para descobrir isso, precisamos começar a olhar no próximo capítulo como o Transtorno Bipolar se desenvolve e evolui ao longo do tempo.

Fundamentos para o tratamento bem sucedido do Transtorno Bipolar.

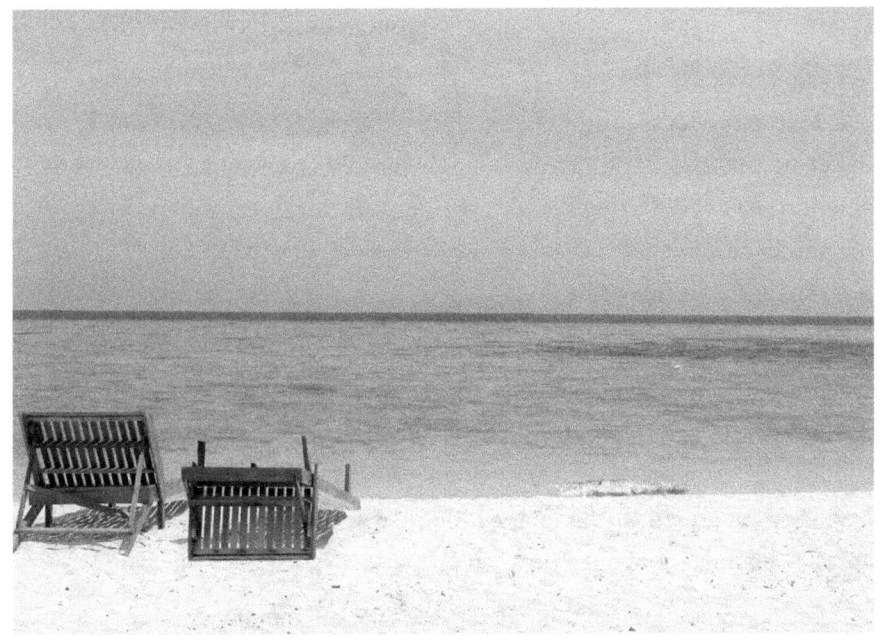

Capítulo 4

A Evolução Natural do Transtorno Bipolar – Parte I: O Curso Inicial vs. O Curso Tardio

Por volta de 30-35 anos atrás, muitos psiquiatras achavam que o Transtorno Bipolar era pouco provável de ocorrer em crianças. Isso tem mudado gradualmente apenas nos últimos quinze anos, período em que novos estudos sugiram mudando controversa e dramaticamente esta visão.

Com um rápido aumento das taxas de diagnóstico de Transtorno

Bipolar em crianças,[50] há preocupações compreensíveis que o Transtorno Bipolar na infância possa ser sobrediagnosticado.[51,52]

Ao mesmo tempo, Ellen Leibenluft, MD, do Instituto Nacional de Saúde Mental (NIMH) descreveu uma doença diferente e não reconhecida anteriormente, com irritabilidade contínua, em vez de episódios de irritabilidade, chamada Desregulação Grave do Humor (DGH),[53,181] que pode incluir um número de crianças recentemente diagnosticadas como tendo Transtorno Bipolar.

Outras condições podem, é claro, ter alguns sintomas semelhantes aos da doença bipolar, como TDAH, abuso de drogas, trauma de infância, lar caótico etc., e o clínico tem de distinguir com muito cuidado entre essas condições sintomáticas um tanto similares que muitas vezes se sobrepõem, antes de decidir sobre o diagnóstico primário.

Por outro lado, um número de estudos mostra que uma grande percentagem de pacientes bipolares, talvez metade, tenha início de episódios de humor por volta de 19 anos de idade.[54,130] Existe também evidência de que os grupos de pacientes nascidos em décadas sucessivas (por exemplo, os nascidos na década de 1970 em comparação com aqueles que nasceram na década de 1950) estão apresentando sintomas de humor com início mais precoce.[54]

Pacientes bipolares tendem a experimentar o seu primeiro episódio depressivo mais cedo do que os pacientes com Transtorno Depressivo.[62,146,158] Em um estudo, os pacientes bipolares tiveram seu primeiro episódio depressivo em uma idade média de 21 anos, enquanto os pacientes com Transtorno Depressivo tiveram seu primeiro episódio de humor em uma idade média de 30 anos.[158] Um primeiro episódio depressivo antes dos 25 anos pode ser um indício de que o diagnóstico principal do paciente é Transtorno Bipolar em vez de Transtorno Depressivo,[159] bem como dois ou mais ensaios falhos com antidepressivos.[180,182,200]

Existem três graus de gravidade do Transtorno Bipolar: Transtorno Bipolar tipo I, que tem episódios mais longos, mais graves, e causa uma significativa perturbação na vida; o Transtorno Bipolar II, que tem episódios mais curtos de gravidade moderada, mas pode causar tanta perturbação da vida em geral como o Transtorno Bipolar I; e o Transtorno Bipolar SOE (Transtorno Bipolar Sem Outra Especificação) tem no total episódio menos grave e um quadro clínico muito mais vagamente definido. A descrição completa dessas condições é encontrada no Glossário, e os critérios específicos DSM-IV-TR[24] são descritos no Apêndice. Caso se inclua todos os três graus de gravidade do distúrbio bipolar, a ocorrência total está na faixa de 3% a 4%.[1,45,55]

Recentemente, um estudo alemão e suíço acompanhou um grande grupo de pacientes deprimidos ao longo de 10 anos. Eles originalmente tinham sido diagnosticados com depressão unipolar (Transtorno Depressivo maior,[24] que é a Depressão regular, sem quaisquer episódios de mania, estado misto ou hipo-mania). No entanto, conforme os pacientes foram observados e avaliados ao longo do tempo, cerca de 40% deles apresentaram transtornos que se descobriu estarem na faixa de perturbações bipolares ao invés de unipolares.[55] Um recente estudo francês constatou que, em uma avaliação mais aprofundada dos principais pacientes com depressão, 40% deles realmente tinham transtornos do espectro bipolar (ver glossário), em vez de grandes depressões.[146]

Resumindo, nós agora vemos o Transtorno Bipolar como um transtorno mais comum, com uma ampla gama de sintomas, e com uma idade de início mais precoce. Além disso, se avaliarmos com mais cuidado e com o tempo, o que inicialmente parece Transtorno Depressivo Maior pode ser, na verdade, em muitos pacientes, o Transtorno Bipolar.

O Transtorno Bipolar segue uma progressão um pouco previsível (piora ao longo do tempo),[57,58] mas esta progressão é frequentemente e, às vezes, dramatica-mente acelerada por uma série de fatores, inclusive com início na infância.

O curso inicial e o curso tardio do Transtorno Bipolar têm padrões de sintomas tão diferentes que alguém pode facilmente se enganar ao pensar que eles sejam doenças diferentes, ao invés da mudança esperada nos sintomas do transtorno bipolar ao longo do tempo. Os médicos (e também pacientes e familiares) devem, portanto, estar familiarizados com o padrão geral de progressão do Transtorno Bipolar. Isso irá ajudálos a reconhecer a condição como Transtorno Bipolar, em primeiro lugar, e também irá ajudálos a estimar onde o estado atual do paciente se encaixa na evolução.

Neste ponto, nós começaremos explicando os sintomas vistos no curso inicial da evolução do Transtorno Bipolar. Alguns pacientes descrevem uma incapacidade crônica para dormir, muitas vezes, começando na infância,[56,203] às vezes antes que outros sintomas da doença apareçam.

Uma vez que os episódios de humor começam, a evolução inicial do Transtorno Bipolar (curso inicial) muitas vezes dura os primeiros cinco a dez anos de doença, ou os primeiros cinco episódios.[57,58] Se, no entanto, o Transtorno Bipolar se inicia na infância, metade ou mais desses pacientes parecem pular o curso inicial e começam imediatamente com sintomas do curso final.

Os primeiros sintomas do curso inicial do Transtorno Bipolar incluem episódios depressivos simples, maníacos ou hipomaníacos (vamos abreviar como D, M, m, respectivamente). Sequências simples de episódios também são comuns nesta fase, por exemplo MDi (**M**aníaco, em seguida, **D**epressivo, em seguida **i**ntervalo), DMi (**D**epressão, em seguida, **M**aníaco, em seguida **i**ntervalo) e MDMD (**M**aníaco – > **D**eprimido – > **M**aníaco – > **D**eprimido). Os padrões específicos são de alguma importância; por exemplo, o padrão de MDi é associado com uma probabilidade mais elevada de uma boa resposta ao Lítio.[157]

Transtorno Bipolar é mais fácil de tratar durante o curso inicial.[57,58] Muitos pacientes respondem bem ao tratamento com um medicamento único, como o lítio ou outros estabilizadores de humor tradicionais (EH), tais como o Divalproato (Depakote), Carbamazepina (Tegretol) ou Lamotrigina (Lamictal), desde que estes sejam dados na ausência de antidepressivos.

Infelizmente, um estudo de 2007 sobre o curso do Transtorno Bipolar descobriu que: "O intervalo de tempo entre o aparecimento da doença e o início do tratamento psiquiátrico foi, em média, de quase 4 anos, e o tempo entre o início da doença e o início do tratamento com EH foi mais de 14 anos. Medicação EH diminui substancialmente a frequência de episódios."[58]

Em outras palavras, apesar de os EH serem muito úteis para diminuir a frequência dos episódios, os pacientes tiveram um atraso de 14 anos antes de serem medicados com eles. Esta conclusão de um longo atraso (de 5 até 16 anos), desde o aparecimento da doença ao diagnóstico de Transtorno Bipolar e o início do tratamento com estabilizador de humor, também foi encontrada em inúmeros outros estudos.[31,58,63-66,146,156,159,172,173,201,202,211]

Você pode se perguntar o que é prescrito em vez de EH. Dois estudos da base de dados de pacientes bipolares de uma grande farmácia encontraram que a maioria dos medicamentos frequentemente prescritos não era os EH, mas os antidepressivos (AD).[8,9]

Infelizmente, os antidepressivos não fornecem nenhum benefício para além de 3 meses de tratamento em 5 de cada 6 pacientes bipolares,[10,14,16,18,21,28,29,38,42,114] mesmo para aqueles selecionados como estando em meio à depressão bipolar. Como uma recente revisão resumida cita: "O tratamento da depressão bipolar difere do tratamento da Depressão Maior Recorrente, pela ausência de evidência da eficácia de medicamentos antidepressivos convencionais."[135] Ou seja, os "antidepressivos"[28,145] funcionam muito bem para muitos pacientes com Transtorno Depressivo Maior,[26] mas eles não funcionam para a grande maioria dos pacientes bipolares.[131,174,182] Uma vez que eles parecem funcionar para pacientes unipolares (Transtorno Depressivo Maior), mas não para pacientes bipolares, eles deveriam ser chamados "antidepressivos unipolares".[28,61] Como alternativa, quando usado em pacientes bipolares, eles poderiam ser chamados "antidepressivos 1-chance-em-6", porque é quantas vezes eles podem funcionar.

Os antidepressivos também estão associados com a piora da ciclagem rápida[12,19,27,121,186] e agravamento dos episódios mistos.[11,131] O que pode ser uma surpresa para quase todos, é que antidepressivos também estão associados a episódios depressivos bipolares piores e mais frequentes.[12,25,26]

Por exemplo, um centro de estudo europeu de pacientes bipolares adultos avaliados na fase maníaca do Transtorno Bipolar descobriu que os pacientes que estavam usando antidepressivos eram significativamente mais propensos a ter "episódios mistos, ansiedade ou ciclagem rápida, e a ter um risco maior de depressão durante o tratamento" do que os que não usavam antidepressivos.[12] Ou seja, os pacientes que estavam usando antidepressivos eram mais propensos a desenvolver os sintomas do curso mais avançado ou curso tardio do Transtorno Bipolar do que aqueles que não estavam utilizando.[21,186] incluindo mais depressão.[161,162] Pacientes que foram submetidos a um maior número de ensaios de tratamento de medicação com antidepressivos também demonstraram ter mais pensamentos e comportamentos suicidas.[38,59] e maior probabilidade de falha em responder aos tratamentos subsequentes.[60]

Medicamentos "Antidepressivos" (ADs unipolares) também podem causar a falha do funcionamento do estabilizador de humor. Ou seja, os mesmos estabilizadores de humor podem ser consideravelmente mais eficazes em ensaios de tratamento diferentes sem o ADs.[170]

Em resumo, os antidepressivos parecem estar associados com o aparecimento dos mais instáveis estados de humor em pacientes bipolares. Antidepressivos parecem estar ligados a ciclos piores e mais rápidos de humor[186] e a progressão da doença bipolar,[21] e também, surpreendentemente, a piorar a depressão e comportamentos suicidas.

Como você já deve ter suspeitado, pacientes bipolares do curso tardio tem episódios mais complexos e às vezes mais severos de transtorno de humor, com um pouco mais de depressão[161,162] e um tom "misto" (ocorrendo ao mesmo tempo em que os sintomas maníacos e depressivos),[131] com breves pausas entre os episódios da doença[58] e com um ciclo mais rápido,[31] ultra-rápido e ciclo ultradiano, piora da ansiedade[12] e, em alguns casos, com "depressão refratária altamente recorrente"[179] como parte da ciclagem rápida.

Da discussão anterior, você também vai notar que estes são exatamente os padrões com que a utilização dos antidepressivos está associada. Curiosamente, o estudo de 2010 realizado por Post, Altshuler, Leverich, et al., anteriormente mencionado no capítulo 2, encontrou muito mais uso de ADs nos EUA e sintomas mais complexos e graves do curso tardio, como aqueles mencionados acima nos pacientes americanos, quando comparados com tratamentos e doenças bipolares dos pacientes na

Holanda e Alemanha,[21] que tendem a ter tratamentos mais bem sucedidos e menos doenças bipolares graves. Será tudo isso uma coincidência? Ainda não sabemos, mas parece haver coincidências suficientes para levantar pelo menos um pouquinho de suspeita.

Para fazer o diagnóstico do Transtorno Bipolar, os médicos que utilizam a abordagem baseada na polaridade (descrita no capítulo 3) precisam encontrar episódios maníacos recentes ou atuais. Só que episódios puros de mania são consideravelmente menos frequentes no curso tardio do Transtorno Bipolar. Ou seja, o manual de diagnóstico padrão atual, o DSM-IV-TR,[24] descreve as características do curso inicial bipolar razoavelmente bem, mas quando o paciente chega ao tratamento, está no curso tardio do Transtorno Bipolar,[21] e as categorias DSM-IV-TR não são muito úteis nesta fase.

Devido ao tempo de atraso, de 5 a 16 anos, no diagnóstico anteriormente descrito, uma elevada proporção de pacientes já está no curso tardio do Transtorno Bipolar quando eles são diagnosticados. Se acontecer de um paciente consultar-se com um médico que realiza o diagnóstico a partir da visão baseada em polaridade do Transtorno Bipolar e utiliza os critérios baseados na polaridade do DSM-IV-TR,[24] o médico então estará à procura de episódios maníacos atuais ou muito recentes, que muitas vezes não estão mais presentes no curso tardio do transtorno. O médico que se baseia na polaridade pode, portanto, concluir que o paciente tem Transtorno Depressivo Maior, ao invés de Transtorno Bipolar. Isso, com frequência, conduz a perda do diagnóstico de Transtorno Bipolar Durante o curso final.

Eu também vi, diversas vezes, exemplos onde um primeiro médico, (vamos chamá-lo de médico A), tratou o paciente durante um episódio maníaco e, portanto, fez o diagnóstico de Transtorno Bipolar. Então, por um acaso, o paciente veria um segundo médico, o médico B, alguns anos mais tarde. O médico B, trabalhando a partir da visão baseada em polaridade, notaria a ausência de manias puras no momento de analisar o paciente, sem verificar de forma adequada a história do curso de vida dos sintomas de humor do paciente, ou talvez desacreditando ou deixando de lado, por qualquer motivo, esta história anterior de episódio maníaco.

Isso levaria o médico B, por engano, a alterar o diagnóstico prévio de transtorno bipolar feito pelo médico A, para um diagnóstico de Transtorno Depressivo Maior.[11,24] O médico B então mudaria o tratamento anterior para um tratamento de Transtorno Depressivo Maior levando, em seguida, a uma piora na condição do paciente.

O paciente então, mais tarde, viria até mim e quando fizesse a revisão da história de vida de seus episódios de humor, eu descobriria que o paciente realmente tinha sofrido episódios maníacos em algum momento (muitas vezes durante o curso inicial do transtorno). Isto então mostra que o diagnóstico original de Transtorno Bipolar feito pelo médico A estava realmente correto. (Observe que, se há um diagnóstico preciso de um episódio maníaco ou episódio misto ou hipomaníaco, em qualquer momento na vida, o diagnóstico permanece transtorno bipolar sempre, e nunca, nunca mais volta para o diagnóstico de transtorno depressivo maior). Quando então é feita a troca dos medicamentos do paciente de transtorno depressivo maior para aqueles mais apropriados para o Transtorno Bipolar, o paciente melhora muito e permanece significativamente melhor por meses a anos.

No curso tardio do Transtorno Bipolar, quando é analisada cuidadosamente a história dos sintomas de humor, episódios mistos são, talvez, o padrão mais comum de sintoma.[4,72,77,78,131] Depressões repetidas, mais frequentes e às vezes aparentemente intratáveis aparecem com frequência,[179] contudo, se o médico perguntar cuidadosamente, e também junto com as observações de uma pessoa de apoio chave presente na sessão ou contatada durante a sessão com a permissão do paciente, encontrará que a maioria desses episódios não é episódio puro depressivo bipolar, mas episódios mistos.

Episódios mistos aparecem, junto com o desenvolvimento da ciclagem rápida (também ultra-rápida e ultradiana, ver abaixo),[188,189] com características padrão do curso tardio da desordem bipolar.[21] A definição de ciclo rápido DSM-IV-TR[24] envolve quatro ou mais episódios da doença por ano, com episódios seguidos ou por uma mudança para a polaridade oposta (que é de mania para depressão, ou de depressão para mania), ou 2 meses de sintomas parcial ou completos claros entre os episódios. A ciclagem rápida é representada esquematicamente na Figura 4.1 abaixo.

Figura 4.1

Ciclagem Rápida

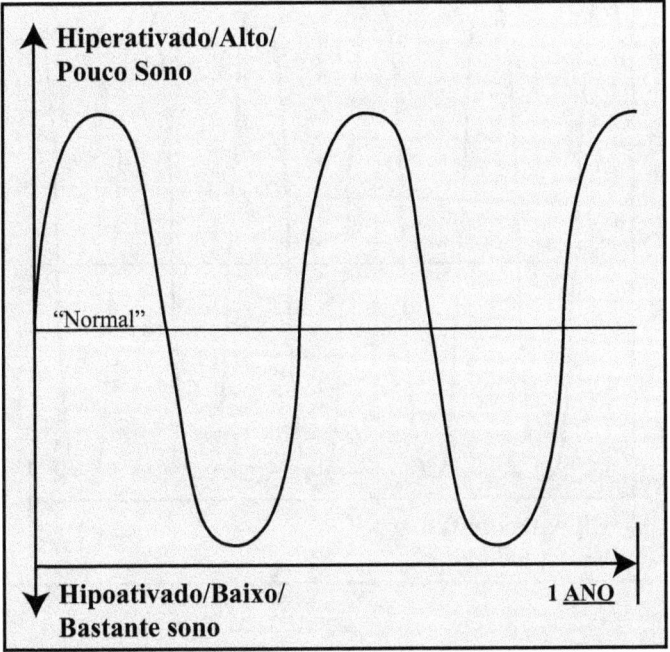

Muitos pacientes, no curso tardio, experimentam ciclo muito mais rápido do que a ciclagem rápida, tais como ciclagem ultra-rápida, que consiste em vários episódios de humor distintos dentro de uma semana[5,188,189] (Figura 4.2 abaixo)

Figura 4.2

Ciclagem Ultra-Rápida

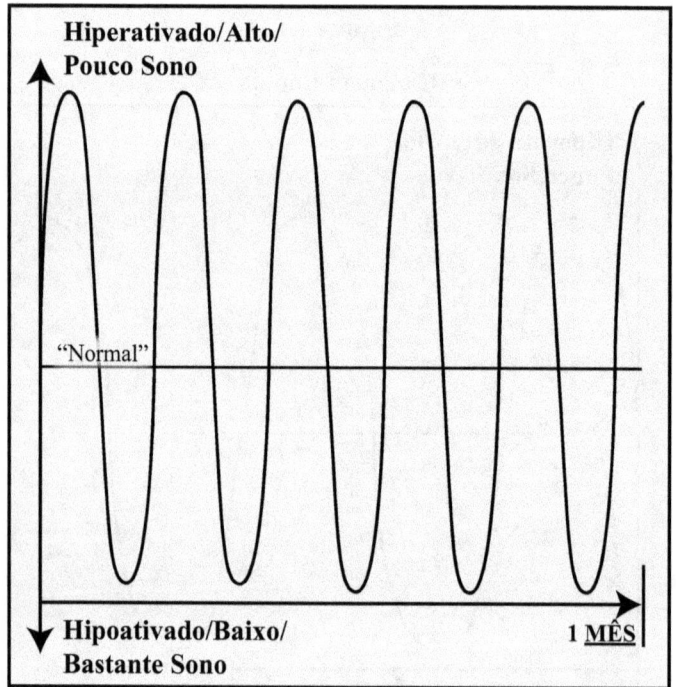

ou até mesmo ciclagem ultradiana, que são vários episódios de humor dentro do mesmo dia.[4,6,188,189] (Figura 4.3 abaixo).

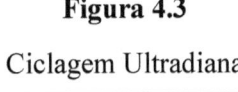

Figura 4.3

Ciclagem Ultradiana

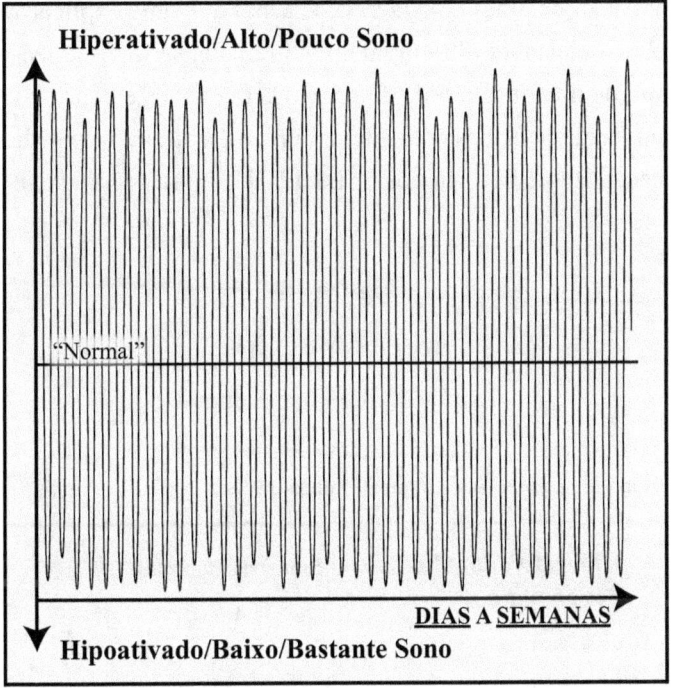

Note-se que, nas figuras 4.1, 4.2 e 4.3 acima, a ciclagem é representada esquematicamente como tendo ciclos artificialmente regulares, previsíveis e iguais para cima e, em seguida, para baixo e então para cima novamente, etc. Os padrões de ciclagem reais das doenças bipolar dos pacientes, no entanto, são frequentemente irregulares, imprevisíveis e desiguais, ou seja, apresentam ritmo totalmente caótico e imprevisível de alta e baixa, algo como mostra a figura 4.4 abaixo, ou figura 5.2 no próximo capítulo, mas, muitas vezes, muito mais irregular e imprevisível do que estas.

No meu trabalho como especialista em bipolaridade, a maioria dos pacientes que vejo tiveram anos de doença bipolar, anos de atraso no diagnóstico e anos de tratamentos anteriores. A grande maioria desses pacientes está, portanto, bem no fim do curso do Transtorno Bipolar.

No momento da primeira visita comigo, cerca de metade dos pacientes já tiveram ciclagem ultra-rápida ou ultradiana. A ciclagem para este grupo é medida menos em número de episódios por ano (como é na ciclagem rápida) e mais em número de episódios por semana ou por dia. O ciclo parece ser mais 'raiva' (rabid) do que 'rápido' (rapid).

No processo de perguntar aos pacientes sobre seus sintomas maníacos e depressivos em detalhes consideráveis, achei que uma explicação mais precisa sobre a ciclagem ultra rápida ou ultradiana seria visualizá-lo como uma mistura de mudança rápida de sintomas maníacos e depressivos.[4,77] Este é, com frequência, basicamente um único e contínuo Episódio Misto com Flutuação Rápida do Humor[189] (EMFRH, Figura 4.4 abaixo).

Figura 4.4

Episódio Misto com

Flutuação Rápida do Humor

Por favor, note: a ciclagem real do humor dos pacientes bipolares é frequentemente muito mais irregular, complexa e imprevisível do que esta ilustração simplificada.

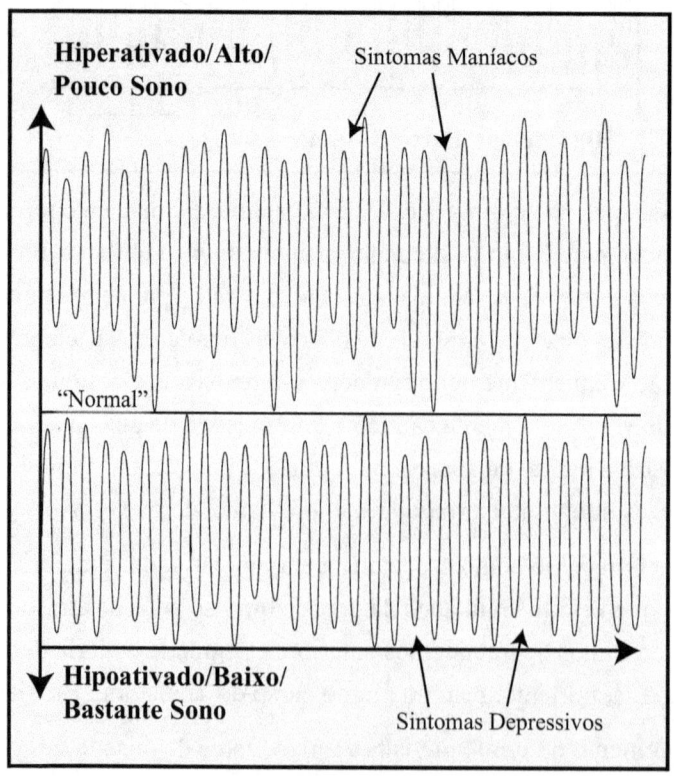

Por favor, note que a minha descrição de episódios mistos é um pouco mais ampla do que a do DSM-IV-TR,[11,24] e vou explicar a diferença e a sua importância no próximo capítulo. Episódios mistos são tão importantes para a compreensão do curso final do Transtorno Bipolar, que são o assunto do próximo capítulo inteiro (capítulo 5).

"Antidepressivos" unipolares, quando iniciados ou continuados no tratamento dos pacientes durante estes episódios mistos disfarçados como "depressão bipolar", geralmente não são úteis e podem manter ou agravar os estados mistos[13,68,72,131] e possivelmente até mesmo a depressão em si.[12,25,26] Note que nem um único antidepressivo é aprovado pelo FDA (Food and Drug Administration) para o tratamento da depressão bipolar ou estados mistos, e que até mesmo a combinação do novo antipsicótico olanzapina (Zyprexa) e do antidepressivo fluoxetina (Prozac) (Olanzapine-Fluoxetine combinação, "OFC", cujo nome da marca é Simbyax) é aprovada pela FDA apenas para depressão bipolar, mas não para estados mistos bipolares.[67]

Verdadeiros episódios depressivos bipolares puros certamente estão presentes no curso tardio, mas apenas em cerca de 15% a 20% dos pacientes em minha experiência, e quase sempre associados a um padrão de sono extremamente longo (ou seja, o paciente dorme 10 a 20 horas por 24 horas).[146,154] Também pode haver horas adicionais quando eles ficam deitados na cama acordados, a fim de tentar fugir dos sentimentos dolorosos da depressão.

No passado, eu me encontrei, quase que por reflexo, vasculhando, por uma ou duas horas, o relatório inicial do número de horas de sono do paciente, pensando: "Eles não podem estar dormindo tanto!". Mas, finalmente aprendi a perguntar as horas específicas que eles dormiram, "de quando a quando?". Os relatórios iniciais na faixa de 10 a 20 horas por 24 horas, para minha surpresa, se confirmaram repetidamente.

É fundamental, neste curso tardio, (como sempre) saber especificamente sobre horas de sono, irritabilidade, comportamento impulsivo, pensamentos acelerados, etc., **já que os pacientes bipolares quase sempre, em vez disso, enfatizam os sintomas depressivos.**[69,94,131,159] Eles frequentemente se esquecem, hesitam em mencionar ou minimizam significativamente o grau e o impacto dos sintomas maníacos.

No que se referem aos sintomas maníacos vigorosos e super energéticos, os pacientes geralmente sentem que estão "simplesmente bem", e que todo mundo ao seu redor deve estar operando numa velocidade reduzida, em câmera lenta, ou até mesmo deprimido. A menos que os pacientes se sintam desacelerados ou "deprimidos", não é provável que eles façam ou mantenham uma consulta com o médico.

Como um recente artigo observou, "Porque os pacientes com Transtorno Bipolar muitas vezes não apresentam, na fase da doença maníaca ou hipomaníaca, estes episódios, isto requer um histórico destes sintomas a ser obtido, o que pode ser difícil quando os pacientes estão durante um período de depressão."[85] Ou seja, quando os pacientes estão maníacos ou hipomaníacos, eles não são susceptíveis a fazer ou manter compromissos, então é provável que o médico não os veja nesse estado.

Os sintomas maníacos, excessivamente energizados, são, no entanto, geralmente bastante óbvios e muitas vezes muito perturbadores para as pessoas próximas ao paciente. A menos que o familiar ou pessoa de apoio traga o paciente, ele pode simplesmente não aparecer no consultório do clínico.

Estudos de pacientes bipolares e observação clínica têm demonstrado repetidamente que pacientes bipolares têm problemas de pensamento distintos.[83,84,136] Pacientes com sintomas maníacos tendem a apresentar falta de inibição,[84] e também falta de introspecção,[159] especialmente durante os sintomas maníacos.

Até que o paciente esteja bem estável, portanto, é extremamente valioso que venha na maioria de suas consultas, acompanhado de um cônjuge, ou de um amigo muito próximo e confiável ou de um parente que conheça bem o paciente e o veja regularmente. Isto então aumenta substancialmente a probabilidade de detectar as partes maníacas da doença, que são facilmente perdidas, e que continuam a ser importantes no curso final da desordem bipolar, o que é explicado a seguir, no próximo capítulo.

Fundamentos para o tratamento bem sucedido do Transtorno Bipolar.

CALM SEAS

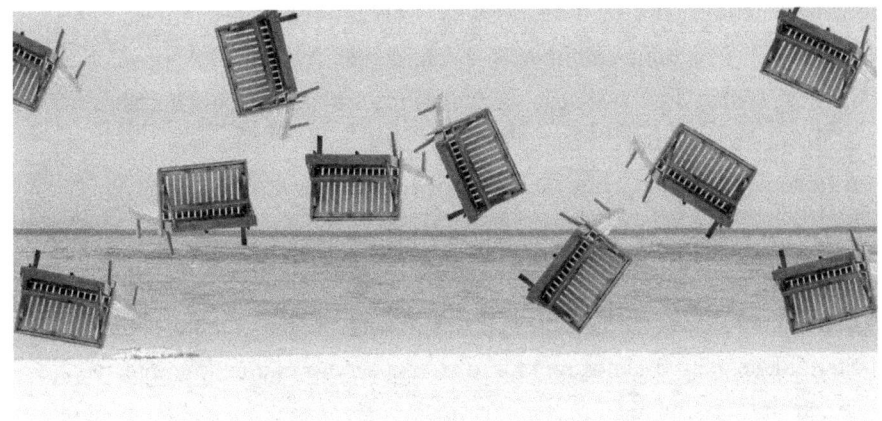

Capítulo 5

"Tudo Misto"

A Evolução Natural do Transtorno Bipolar – Parte II: Misto: O Curso Tardio

Quase toda consulta com um psiquiatra começa
com o paciente queixando-se de depressão,
entretanto, uma avaliação cuidadosa mostra que pelo menos 2/3 deles
apresenta-se, na verdade, em um episódio misto.

"Things are seldom what they seem,
Skim milk masquerades as cream."

Gilbert and Sullivan,
H.M.S. Pinafore

Como resultado dos fatores discutidos no Capítulo 4, muitos, talvez
a maioria dos pacientes bipolares não consulte um psiquiatra até sofrer
alguns anos com a doença. Deste modo, eles chegam ao psiquiatra no
curso tardio do Transtorno Bipolar. Com bastante frequência, eles chegam

tomando medicamentos antidepressivos (AD) ao invés de estabilizadores de humor[8,9,64,92] ou uma combinação de antidepressivos com "Antipsicóticos Atípicos" (AA). Uma avaliação cuidadosa mostra que, embora a grande maioria destes pacientes reclame de estar "deprimido", ele está, na verdade, em episódios mais amplamente definidos como mistos.[57,69,70,71,72,80,94]

Quando o paciente chega, um dos problemas é que o médico tem pouco tempo para perguntar pelos sintomas mais detalhadamente, e normalmente não pergunta sobre quantas horas de sono o paciente tem a noite, sobre irritabilidade, pensamentos rápidos, distração, comportamento impulsivo etc., que são sintomas maníacos ou hipomaníacos. Estes sintomas estão, contudo, presentes em 2/3 destes pacientes que se queixam de depressão.[72]

O DSM-IV-TR[24] [f] e seu predecessor, o DSM-IV,[11] ambos declaram que, para qualificar um episódio misto, "devem ser encontrados critérios tanto para episódio maníaco quanto para episódio depressivo quase diariamente durante, pelo menos, uma semana".

Figura 5.1 (Episódio Misto DSM-IV-TR)

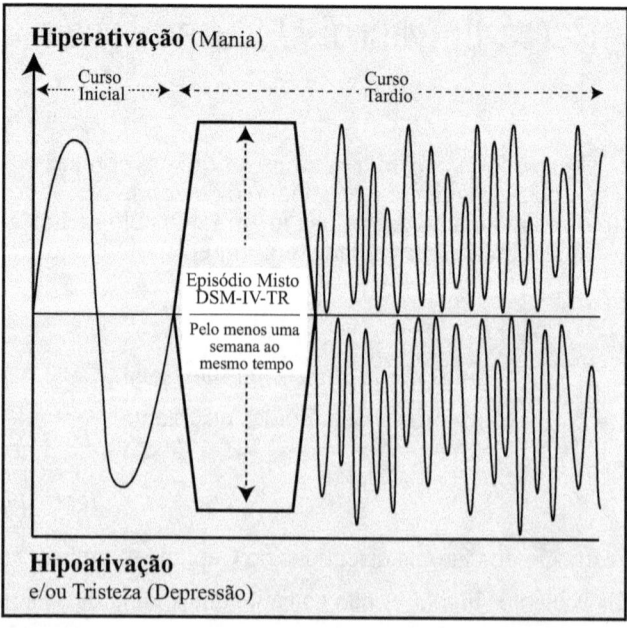

---

f Veja também os critérios de diagnóstico segundo o DSM-IV-TR no Apêndice 1 nno final do livro.

Este critério para episódios mistos é tão restritivo e exigente que somente 5% ou menos dos pacientes que vão ao consultório de um psiquiatra se encaixam nele. Como o mais respeitado livro sobre Transtorno Bipolar questiona, "Os critérios de diagnóstico do DSM-IV[11] são mesmo tão rígidos como a maioria dos pesquisadores acha?".[73] Colocando de outra maneira, as regras do DSM-IV[11] e DSM-IV-TR[24] para diagnosticar episódios mistos são tão rígidas que pouquíssimos pacientes bipolares se encaixam.

Se seguirmos os critérios DSM-IV ou os critérios do DSM-IV-TR à risca, acabaremos rotulando cerca de 95% dos pacientes como se fossem simplesmente maníacos ou deprimidos, como se quase não houvessem pacientes com episódios mistos. Esta descrição DSM-IV-TR[24] se encaixa muito bem para os pacientes no curso inicial do Transtorno Bipolar (como descrito no Capítulo 4), pois pacientes no curso inicial tendem a ter episódios de humor mais simples do que os pacientes do curso tardio.

Quando o Transtorno Bipolar começa muito cedo, aos 18 anos ou antes (como parece acontecer em até a metade de todos os pacientes bipolares[130]), a doença pode mudar para o curso tardio do transtorno muito mais cedo, às vezes, logo nos primeiros episódios de humor. Ou seja, muitos pacientes com início do Transtorno Bipolar na infância (em alguns estudos mais da metade dos pacientes) parecem pular os episódios mais simples do curso inicial e começar imediatamente com curso tardio da doença, com episódios mistos e ciclagem rápida, desde o início.[74,75,76,87,88]

Portanto, quando os pacientes estão sendo tratados para Transtorno Bipolar com um psiquiatra, quase todos estão no curso tardio da doença. A descrição do DSM-IV-TR[24] quer nos fazer acreditar que quase todos os pacientes são ou maníacos ou deprimidos, com apenas uma minoria muito pequena sofrendo com episódio misto puro, como se espera no curso tardio do Transtorno Bipolar.

Esta descrição, no entanto, não se encaixa muito bem nos padrões de sintomas observados no curso tardio do Transtorno Bipolar. O resultado é que os médicos estão vendo pacientes bipolares no curso tardio[21] e tentando gerenciá-los com um roteiro DSM-IV-TR que descreve os padrões do curso inicial da doença bipolar. Como médicos e pacientes fazem para tratar a doença com esta confusão é um mistério. Isto certamente deve ser um dos fatores para as baixas taxas de resolutividade do tratamento vista nos Estados Unidos.[20,21,210]

Compare a descrição restritiva de episódio misto no DSM-IV-TR[24] com a visão do livro mais respeitado sobre o Transtorno Bipolar, Goodwin e Jamison (2007),[4] como mencionado anteriormente:

"Finalmente, embora grande parte da descrição clínica aqui apresentada enfatize diferenças entre os estados clínicos, ressaltamos desde o início que a coexistência de estados afetivos é fundamental para o Transtorno Bipolar, e que a oscilação para, a partir de, e dentro das várias formas e estados de doença maníaco-depressiva é, por direito próprio, uma marca da doença".[77]

"Assim, longe de ser um "Transtorno Bipolar", com a hipótese de clinicamente estados opostos, a doença caracteriza-se pela co-ocorrência de sintomas maníaco e sintomas depressivos mais frequentemente do que não".[77]

Tradução: os sintomas dos pacientes bipolares (especialmente durante o curso tardio) oscilam com frequência dentro e fora de vários graus de mania e depressão, ao mesmo tempo, na maior parte do tempo, como mostrado na figura 5.2 abaixo.[78]

Figura 5.2

Depressão Durante Mania:
Pontuação Simultânea

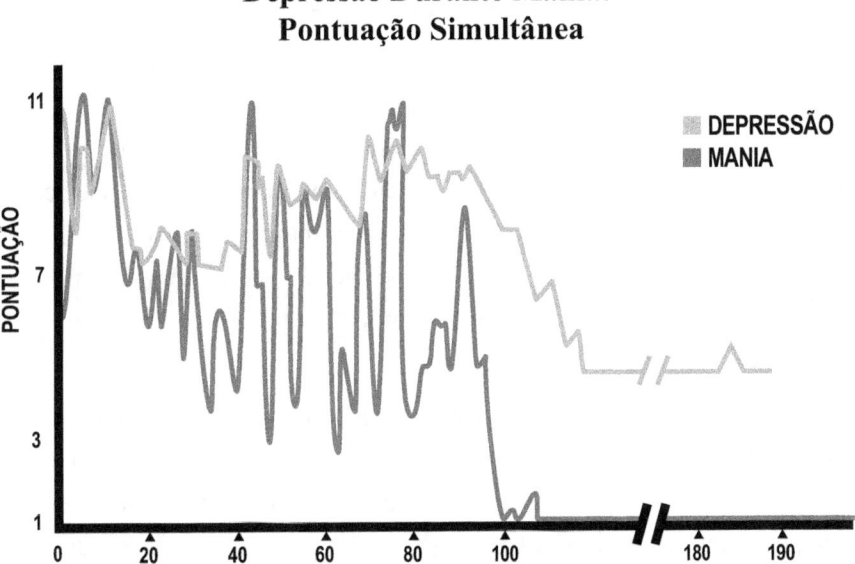

(Fonte: Kotin J, Goodwin FK, American Journal of Psychiatry 1972, referência 78, reproduzido com permissão da Associação Americana de Psiquiatria)

A figura 5.2 acima mostra os gráficos de sintomas maníacos e depressivos (mostrados como linhas cinza escuro e cinza claro movendo-se acima da linha base) num mesmo paciente, durante um período de 6 meses.

Para resumir, existem muito mais pacientes (na minha experiência, cerca de 70% dos pacientes bipolares em um consultório)[72,147] que se encaixam em episódios mistos quando os critérios definidos de maneira mais ampla.[69,70,71,72,94,118,171] São episódios de depressão ou mania e que tem pelo menos 2 ou 3 sintomas da "polaridade oposta". Esta definição mais ampla de episódio misto[71,72,79,80,118] é clinicamente mais útil do que a definição de DSM-IV-TR[24] artificialmente restritiva, porque descreve os pacientes bipolares no curso tardio que vemos na realidade, e ajuda a orientar o tratamento para melhores resultados.

Como exemplo para ilustrar melhor, houve um estudo recente feito por Goldberg em que pacientes com depressão bipolar também apresentavam apenas 2 ou mais sintomas maníacos ao mesmo tempo.[13] Usando a descrição mais ampla de episódios mistos, poderíamos chamar isto de "Episódio Depressivo Misto", ou DMX.[79,80]

O DSM-IV-TR,[24] por outro lado, chama isso de "Depressão Bipolar", ao invés de episódio misto. No estudo de Goldberg, a associação de antidepressivos aos estabilizadores de humor (EHs) não acelerou o tempo de recuperação destes pacientes. Os pacientes que receberam a associação de antidepressivos, no entanto, tiveram piores sintomas maníacos (e desse modo, agravamento de sua condição) nos 3 meses seguintes em comparação com aqueles que continuaram com estabilizadores de humor sem associação de antidepressivos.[13]

Da mesma forma, um outro grande estudo multicêntrico mostrou que a depressão bipolar completa também tinha "sintomas maníacos mínimos na linha de base" e estava associada à "mania ou hipomania induzida por tratamento antidepressivo".[68] Ou seja, episódios de mania ou hipomania[11,24] que começaram após a associação de antidepressivos (os sintomas de episódios de mania e hipomania estão listados no apêndice 1 na parte de trás do livro).

Tradução: Se pacientes com depressão bipolar apresentarem um mínimo que seja de mania, a mania e consequentemente a condição geral do paciente, se agrava se forem iniciados antidepressivos.

Em tais situações chamar estes episódios de depressão bipolar ao invés de estados mistos pode causar problemas. Ao chamar isso de "depressão bipolar" estaríamos convidando o médico a pensar que, porque é chamado "depressão" bipolar, então é provável que responda bem à associação ou manutenção de antidepressivos, sendo que esses transtornos, que são melhor compreendidos como estados mistos, não respondem desta maneira.

Ainda um terceiro estudo constatou que "mesmo sintomas maníacos modestos durante episódios depressivos bipolares foram associados com maior impulsividade, abuso de álcool e tentativas de suicídio".[170]

Com a definição mais ampla de episódios mistos, estes pacientes seriam descritos como tendo Episódios Depressivos Mistos (DMX).[79,80]

Este é "um estado clínico mais comum, grave e psicopatologicamente mais complexo do que a depressão bipolar pura," então "merece reconhecimento como uma entidade nosológica distinta".[72]

Tradução: é um estado de humor muito comum (muito mais comum do que a depressão bipolar pura), mas um estado mais complexo e grave, com maior risco de suicídio,[59,110,118,170] que merece seu próprio rótulo de diagnóstico (como Episódio Depressivo Misto ou DMX).

A definição mais ampla de episódio misto é, portanto, mais útil, já que identifica a apresentação mais comum do curso tardio como Episódio Misto. Assim, pode alertar o médico para a baixa probabilidade de benefício nesses pacientes com as medicações antidepressivas e a possibilidade real de piora da condição do paciente caso os antidepressivos sejam adicionados ao tratamento.[13,39,68]

O estudo sistemático dos tratamentos passíveis de serem mais bem sucedidos em DMX está apenas começando. O primeiro ensaio clínico randomizado, publicado em 2012,[218] mostrou o AA Ziprasidona como sendo dramaticamente superior ao placebo no tratamento da DMX aguda.

Episódio Maníaco Misto (com mais sintomas maníacos do que sintomas depressivos, MMX) é quase tão comum quanto o DMX, em minha experiência clínica. O episódio misto DSM-IV-TR[24] (abreviado aqui como MIX) é muito menos comum do que o DMX ou MMX. Por definição, o grupo MIX deve ter sintomas maníacos completos e persistentes, e sintomas depressivos completos e persistentes durante uma semana para ser qualificado como diagnóstico de episódio misto DSM-IV-TR (ver Glossário e Apêndice). Pacientes com as descrições de MMX ou MIX são propensos a responder até pior do que o grupo DMX às tentativas de tratar quaisquer sintomas depressivos com antidepressivos.

Se a distribuição dos pacientes com os vários subtipos de Transtorno Bipolar ocorresse por mero acaso, se pareceria como na Figura 5.3:

Figura 5.3

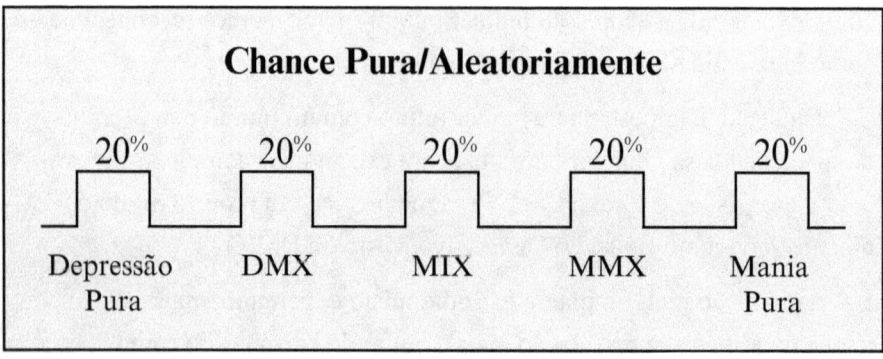

Na minha experiência, o que realmente vemos nos pacientes ao longo do tempo no curso inicial é:

Figura 5.4

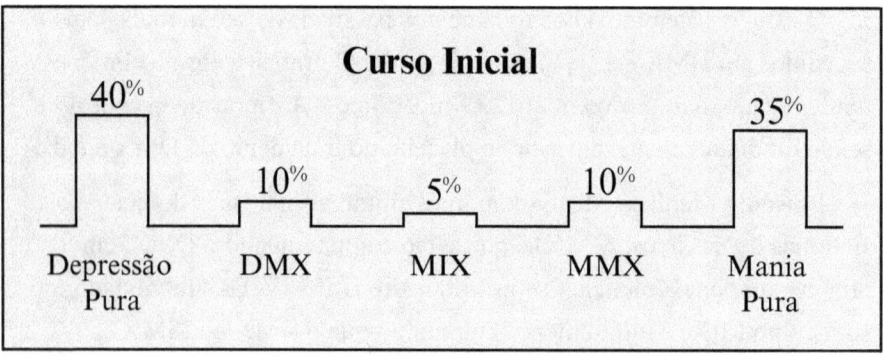

Esteja ciente, é claro, de que as doenças dos pacientes nem sempre cabem nas categorias organizadas. Os pacientes raramente leem os livros ou artigos, muito menos controlam seus aglomerados de sintomas de forma a caber em caixas organizadas. No curso inicial, no entanto, os episódios geralmente são mais simples, mais claros e mais próximos de se ajustarem em caixas arrumadas.

Em pacientes no curso tardio, porém, o que vemos é muito mais deslocamento e mistagem, isto é, uma rápida e constante mudança e mistura infinitamente variável [g] dos sintomas de mania e depressão, que é um

---

g "Se não damos mais exemplos, não é porque os já apresentados representam suficientemente a diversidade de evoluções que a doença maníaco-depressiva pode tomar; são absolutamente intermináveis"[169] Emil Kraepelin, 1921

episódio misto movendo-se constantemente.Em um dia (ou semana) um paciente pode ter sintomas depressivos moderados com sintomas maníacos leves,[169] enquanto no outro dia (ou semana) talvez tenha mínimos sintomas depressivos e sintomas maníacos que variam de moderados a graves.[189]

Portanto, eu apoiaria a adoção dos critérios de DMX desenvolvidos por Akiskal, Benazzi e outros, que é um episódio depressivo maior e pelo menos 3 sintomas maníacos;[24,79] ou, de preferência, a descoberta de Goldberg e outros, que diz que pelo menos 2 sintomas maníacos indicam DMX.[13] Eu também apoio igualmente a adoção dos critérios para episódio maníaco misto (MMX, também descrito como "Mania Mista") elaborados por McElroy e outros, que é, um episódio maníaco e pelo menos 3 sintomas depressivos.[71]

O paciente e a família podem acompanhar estes deslocamentos de humor e estados de ativação (ver capítulo 16) usando um gráfico de humor mensal (figuras 5.5 a 5.8), que leva apenas cerca de 2 minutos por dia para completar. Assim, o paciente, o cuidador e o médico podem obter uma visão mais clara da constante interação e mudança de sintomas maníacos e depressivos, além dos períodos ocasionais de humor normal (chamados "eutimia").

Figura 5.5

	1	2	3	4	5	6	7	8	9	10	11	12	13	14	15	16	17	18	19	20	21	22	23	24	25	26	27	28	29	30	31
Data																															
Horas de Sono																															
Hiperativação (Mania) — Grave: Mania Disfórica (S/N)																															
Alto: Essencialmente Incapacitado ou Hospitalizado																															
Moderada: GRANDE Dificuldade com Atividade Direcionada																															
Baixa: ALGUMA Dificuldade com Atividade Direcionada																															
Leve: Mais Energizado & Produtivo com Pouco ou Nenhum Prejuízo Funcional																															
Ativação Normal — Normal/Eutímico																															
Leve: Pouco ou Nenhum Prejuízo Funcional																															
Baixa: Funcionando com ALGUM Esforço																															
Moderada: Funcionando com GRANDE esforço																															
Alto:																															
Grave: Essencialmente Incapacitado ou Hospitalizado																															
Hipoativação e/ou Tristeza (Depressão)																															

Como gravar, em apenas dois minutos por dia, as informações de humor em um gráfico mensal?

1. Veja o gráfico de humor mensal em branco (Figura 5.4) e faça cópias conforme necessário para seu uso. Em seguida, siga as explicações como diagramado na Figura 5.5.

2. Encontre o dia do mês na lista de números na borda superior do formulário em branco (Figura 5.4).

3. Calcule o total de horas que realmente dormiu ontem à noite (não apenas o tempo na cama).

4. Anote este número logo abaixo da data de ontem.

5. No final do dia de hoje, se lembre se esteve levemente, moderadamente ou altamente ativado (atrevido, ousado, enérgico) e também se você esteve levemente, moderadamente, ou sub-ativado (arrastado, preguiçoso, lento, falta de energia ou motivação) e/ou triste hoje.

6. Em seguida, digite duas marcas na coluna vertical sob a data de hoje, se você estava sobre-ativado e/ou sub-ativado (triste) hoje; ou apenas uma marca se você estava apenas um deles ou se você se sentiu mesmo "normal".

7. É isso! Como você pode ver, comparando a Figura 5.6 (Dezembro) com a 5.7 (Março seguinte), esta breve rotina de gravação gera um monte de informações úteis ao longo do tempo.[h]

---

h Neste exemplo em particular, o paciente estava em tratamento com monoterapia de Lítio durante o mês de Dezembro. Em uma visita depois da anotação de Dezembro, nós adicionamos Divalproato de Sódio, com uma melhora dramática da condição do paciente na anotação de Março.

Figura 5.6

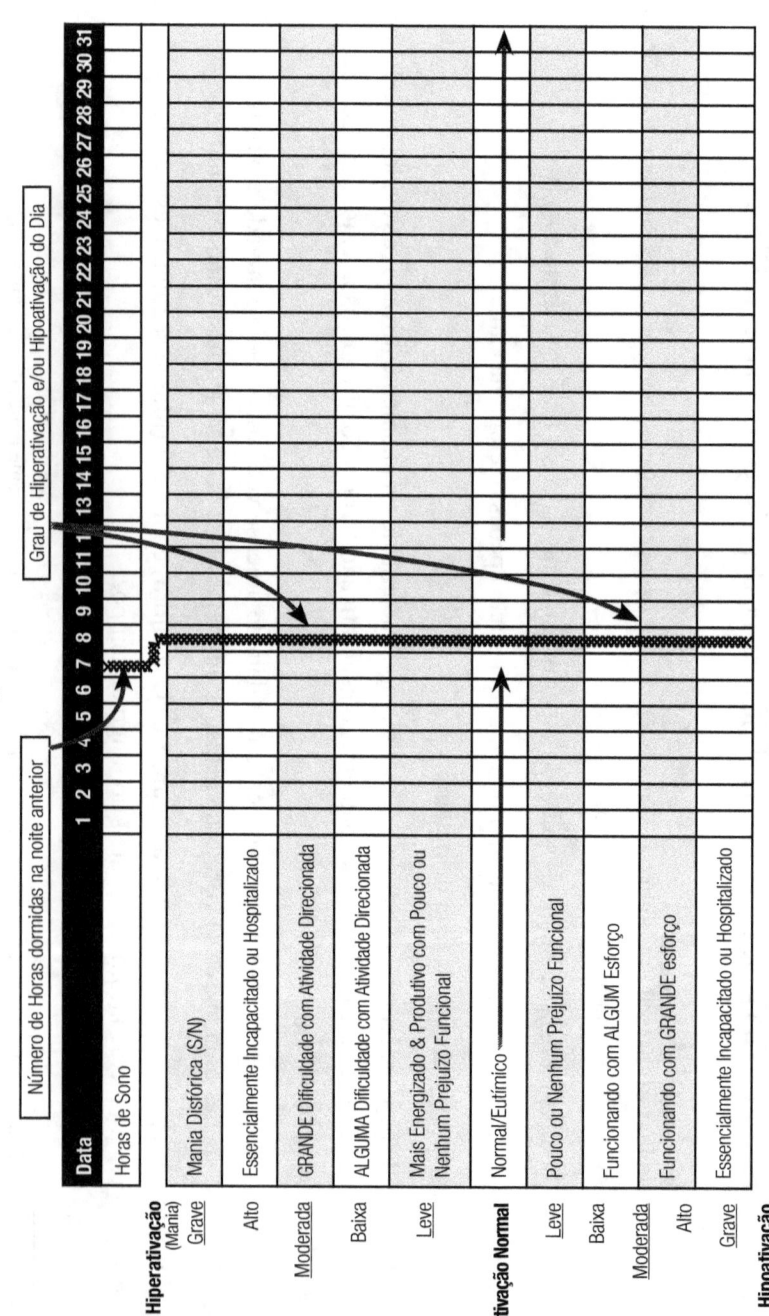

Figura 5.7

Data – DECEMBER 2011	1	2	3	4	5	6	7	8	9	10	11	12	13	14	15	16	17	18	19	20	21	22	23	24	25	26	27	28	29	30	31
Horas de Sono	5	4	4	5	5	4	5	6	6	4	4	5	5	5	5	4	5	5	4	5	5	5	6	4	8	7	4	4	6	3	3

Hiperativação (Mania)

	Descrição
Grave	Mania Disfórica (S/N)
Alto	Essencialmente Incapacitado ou Hospitalizado
Moderada	GRANDE Dificuldade com Atividade Direcionada
Baixa	ALGUMA Dificuldade com Atividade Direcionada
Leve	Mais Energizado & Produtivo com Pouco ou Nenhum Prejuízo Funcional

Ativação Normal

	Descrição
	Normal/Eutímico

Hipoativação e/ou Tristeza (Depressão)

	Descrição
Leve	Pouco ou Nenhum Prejuízo Funcional
Baixa	Funcionando com ALGUM Esforço
Moderada	Funcionando com GRANDE esforço
Alto	Essencialmente Incapacitado ou Hospitalizado
Grave	

Figura 5.8

Date – MARCH 2012	1	2	3	4	5	6	7	8	9	10	11	12	13	14	15	16	17	18	19	20	21	22	23	24	25	26	27	28	29	30	31
Horas de Sono	6	6	5	5	5	5	6	5	6	6	6	6	6	6	6	5	4	4	6	6	5	5	5	5	5	5	5	5	4	4	5
Hiperativação (Mania)																															
Grave — Mania Disfórica (S/N)																															
Alto — Essencialmente Incapacitado ou Hospitalizado	✓	✓																													
Moderada — GRANDE Dificuldade com Atividade Direcionada																															
Baixa — ALGUMA Dificuldade com Atividade Direcionada															✓	✓															
Leve — Mais Energizado & Produtivo com Pouco ou Nenhum Prejuízo Funcional																							✓	✓	✓		✓	✓		✓	
Ativação Normal																															
Normal/Eutímico					✓	✓			✓	✓	✓	✓	✓	✓				✓	✓	✓	✓	✓				✓					
Hipoativação e/ou Tristeza (Depressão)																															
Leve — Pouco ou Nenhum Prejuízo Funcional			✓	✓	✓																										
Baixa — Funcionando com ALGUM Esforço																															
Moderada — Funcionando com GRANDE esforço																															
Grave — Essencialmente Incapacitado ou Hospitalizado																															

A descrição de Episódio Misto do DSM-IV-TR[24] como envolvendo uma divisão perfeita 50-50 da descrição dos sintomas maníacos e depressivos, tanto de moderada a grave intensidade, consistentemente por uma semana inteira, é algo mais provável de ser visto em manuais de diagnósticos do que em pacientes reais e tem, portanto, possível valor teórico, mas muito pouco valor clínico.

No momento em que o paciente evolui para o curso tardio, o Episódio Depressivo Misto (DMX) assume a polaridade como apresentação mais frequente do Transtorno Bipolar sendo, na minha experiência clínica, quase três vezes mais comum que a depressão bipolar pura, como representado na Figura 5.9 abaixo:

Figura 5.9

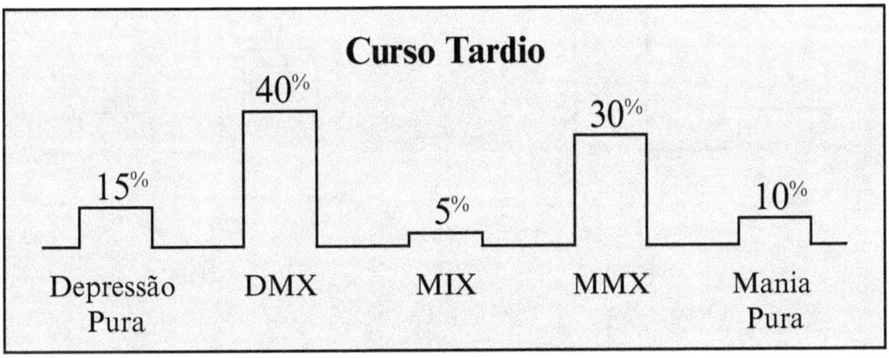

No exemplo: Curso Tardio — Depressão Pura 15%, DMX 40%, MIX 5%, MMX 30%, Mania Pura 10%

Como notado, quase toda visita do paciente bipolar ao psiquiatra começa com o paciente se queixando do que ele honestamente percebe e chama ser depressão. Isto, entretanto, envolve, as vezes, preocupações ou problemas situacionais, econômicos, de relacionamento e que não se enquadram no critério para um episódio maior de depressão[11,24] (um episódio depressivo maior é um humor para baixo muito perturbado por duas semanas completas, interferindo no funcionamento de diversas áreas[24] [veja Apêndice]).

Nos pacientes bipolares que se encaixam no critério para Episódio Depressivo Maior, uma avaliação cuidadosa[69,94] mostra que a maioria destes pacientes estão na verdade, em um Episódio Depressivo Misto DMX,[79,80] um preditor clinicamente útil de que eles provavelmente não responderão bem à combinação de um antidepressivo regular como estratégia de tratamento do seu estado depressivo.[13,68]

Compare as percentagens acima com a maneira como poderíamos ter dividido a mesma torta se nós tivéssemos aplicado os critérios do DSM-IV-TR,[24] que limitam drasticamente episódio misto (e exageram a percentagem de "depressão bipolar"):

Figura 5.10

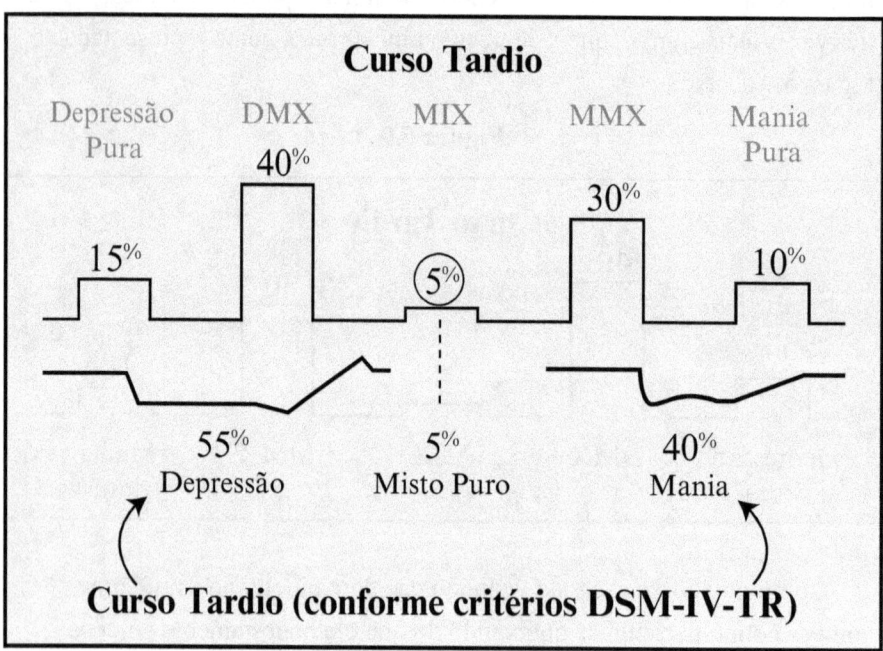

Olhando desta maneira, os médicos devem tratar um pouco mais da metade (55%) dos pacientes bipolares I e II no curso tardio com antidepressivos, e continuar com eles no tratamento de manutenção. Curiosamente, isto é semelhante a percentagem dos pacientes bipolares I e II tratados com antidepressivos a longo prazo [50% a 84%].[8,9,64]

Contudo, isto cria problemas porque a grande maioria das pesquisas clínicas de boa qualidade mostra que apenas uma pequena minoria dos pacientes bipolares deprimidos, aproximadamente 1 em 6 (ou de 15% a 16%) são prováveis de se beneficiar com o tratamento com antidepressivos por mais do que 3 meses.[15,16,19,20,21,30,42,82] Esta visão do DSM-IV-TR, baseada na polaridade do espectro do episódio bipolar I e II, que é mais amplamente definido como episódios depressivos do que como episódios mistos, pode talvez explicar em parte por que nós, médicos americanos (mais do que nossos homólogos europeus[12,21]), prescrevemos antidepressivos como manutenção do tratamento para aproximadamente 2/3 dos pacientes bipolares I e II[8,9,64] "com taxas de sucesso extremamente baixas".[21]

Operando com a mesma definição restrita de episódio misto do DSM-IV-TR e a mesma definição ampla de episódio depressivo bipolar, a recém publicada maior meta-análise da efetividade do tratamento com antidepressivo a curto prazo (menos do que 4 meses) para depressão bipolar aguda mostrou que "antidepressivos não foram estaticamente superiores ao placebo ou outro tratamento padrão atual para depressão bipolar".[29] Isto é, não houve benefício do medicamento antidepressivo, se combinado com estabilizadores de humor ou não, mesmo no tratamento em curto prazo da depressão bipolar. Isto vai um pouco contra a expectativa de que nós obteríamos pelo menos alguma coisa dos antidepressivos. No entanto, isto é consistente com um estudo prospectivo recente,[18] que também não mostrou nenhum benefício durante os 6 meses de associação de antidepressivos aos estabilizadores para o tratamento de pacientes deprimidos (comparado com a associação de placebo aos estabilizadores de humor).

O interessante é que isso pode ser precisamente decorrente da maneira como o bolo do Transtorno Bipolar foi fatiado nestes estudos que falharam em mostrar algum benefício com a associação de antidepressivos. Se ao invés disso, pacientes com depressão bipolar tivessem sido selecionados conforme a visão mais ampla dos episódios mistos que eu e muitos outros sugerimos,[69,73,79,80,82,94,118,171] nós poderíamos tratar 15% da amostra total de bipolares (ex., aqueles com depressão bipolar pura) ao invés dos 55%, como sugerido pelo DSM-IV-TR.[24] Poderíamos ter limitado a amostra àqueles com depressão bipolar pura (ex., depressão com menos do que 2 sintomas maníacos).[13] Deveríamos ter excluído aqueles com Episódios Depressivos Mistos (DMX, aproximadamente 40% de toda amostra), que na prática clínica pioram ao invés de melhorar com a adição de antidepressivos,[13,68] se eles não mostram nenhuma mudança.

Dado isso, podemos prontamente ver que a definição mais ampla de episódio misto (com uma definição mais estreita de episódio depressivo bipolar) fornece uma riqueza de informação clínica perdida na categoria DSM-IV-TR[24] pura, que pelo contrário, oferece uma descrição excessivamente ampla do Episódio Depressivo Bipolar.[27,69]

Isto é, se usarmos a abordagem DSM-IV-TR para selecionar pacientes aos quais iremos adicionar antidepressivos aos seus estabilizadores de humor como tratamento de manutenção, é provável que iremos incluir uma enorme gama de pacientes com episódio depressivo misto (DMX), e terminar piorando mais que melhorando sua condição, como em vários dos estudos acima.[37]

Os pesquisadores tem procurado, por décadas, pela possibilidade de antidepressivos provocarem episódios maníacos ou hipomaníacos durante estudos de pesquisa, mas "viradas" maníacas ou hipomaníacas devido aos antidepressivos não são comumente vistos em ensaios clínicos de curto prazo. Isto é a primeira vista surpreendente. Como forma de comparação, 44% dos pacientes do estudo STEP-BD, relataram terem tido a experiência prévia de mudanças para mania ou hipomania ligadas ao uso de antidepressivos no passado. O interessante é que estas ciclagens foram correlacionadas com maior número de tentativas de tratamento com antidepressivos.

Em contraste com os estudos recentes que não viram aumento de novos episódios maníacos com a adição de antidepressivos, é um pouco surpreendente a descoberta recente de que pacientes bipolares tomando antidepressivos tenham episódios depressivos mais frequentes[12,25,26] e mais graves que pacientes bipolares que não tomam. Pacientes bipolares deprimidos com apenas 2 ou 3 sintomas maníacos (isto é, com episódio depressivo misto, DMX) apresentam piora dos sintomas maníacos mesmo antes de completar 3 meses de uso de antidepressivos,[13,68] agravando assim seus episódios depressivos mistos. Se os antidepressivos estão associados com piora de episódios mistos, isto explica o achado de maior comportamento suicida em pacientes bipolares tratados com antidepressivos,[38] visto que episódios mistos são conhecidos por serem associados com mais pensamentos e comportamentos suicidas.[59,94,110,118,170]

Pacientes bipolares com ciclagem rápida também foram observados com relação ao agravamento da ciclagem depois de iniciarem antidepressivos.[72] Em outro estudo recente, pacientes com ciclagem rápida que continuaram a tomar antidepressivos, tinham piora da ciclagem rápida se comparados àqueles cujos antidepressivos eram diminuídos ou descontinuados.[19] Pacientes tratados com medicação antidepressiva também tiveram mais pensamentos e tentativas de suicídio[59] bem como menor capacidade de responder satisfatoriamente a tratamentos posteriores.[60]

Com conhecimento da história natural da doença, no entanto, essas "surpresas" fariam todo sentido. Demora de 5 a 16 anos, desde o início da doença bipolar para o eventual diagnóstico correto. Durante este tempo, a maioria dos pacientes são diagnosticados como tendo Transtorno Depressivo Maior.[58,63,66] Como resultado, eles são sujeitos a vários ensaios com antidepressivos durante esse intervalo, e o intervalo de 5 a 16 anos é geralmente tempo suficiente para a doença do paciente progredir do curso de início para o curso tardio[57,58] (as características demonstradas em pesquisas de grandes estudos mostram que os pacientes geralmente já tiveram entre 10 e 20 anos de doença antes de entrar para os estudos[221]). Isto então aumenta a probabilidade de que até serem identificados e incluídos nos estudos, já estejam no curso tardio do Transtorno Bipolar.

Portanto, qualquer agravamento visto ao associar antidepressivos durante os estudos de pesquisa pode não se manifestar como simples episódio maníaco ou hipomaníaco, que são vistos mais frequentemente no curso incial, como descrito no capítulo anterior.

Em vez disso, o agravamento esperado relacionado ao uso de antidepressivos manifesta-se em tais estudos com piora dos sintomas e dos episódios no curso tardio, ou seja, episódios mistos mais graves, ciclagem mais rápida e depressão mais grave.

Portanto, na minha opinião, duas das chaves para o sucesso no tratamento do Transtorno Bipolar são: primeiro, o reconhecimento da ciclagem e recorrência como sua característica central (ao invés de polaridade); e segundo, o reconhecimento de que uma visão mais ampliada dos estados mistos é mais útil clinicamente.[4] Sem o primeiro deles, nós não podemos entender o Transtorno Bipolar completamente. Sem o segundo, não compreendemos o curso final extremamente comum e importante da doença.[21]

CALM SEAS

Seção A:

Fundamentos do Tratamento Medicamentoso

Capítulo 6

A regra de Duffy

Restaurar o Sono e o Ciclo Sono-Vigília Talvez Seja a Tarefa Mais Importante no Tratamento do Transtorno Bipolar.

Este capítulo começa com a regra de Duffy (e outros) que descreve como o sono e o ciclo sono-vigília são forças relativamente dominantes no curso e no sucesso do tratamento do Transtorno Bipolar.[56,137,194]

A Regra de Duffy: em um paciente com diagnóstico de Transtorno Bipolar bem estabelecido, o número de horas de sono por 24 horas é o indicador mais confiável do estado de humor atual, ou seja, maníaco ou misto vs. deprimido.

Por exemplo, pacientes com depressões bipolares puras costumam ser lentos e arrastados.[131,154,182] Muitas vezes, se movem, pensam e falam devagar e tendem a dormir várias horas.[131,138,154,182,199] Um paciente com depressão bipolar pura pode facilmente dormir de 10 a 20 horas em um período de 24 horas e frequentemente, não faz quase nada durante o dia, por dias ou semanas a fio. Portanto, se você tem um paciente com o diagnóstico muito convincente de Transtorno Bipolar tipo I ou tipo II que está dormindo 11 ou mais horas em um período de 24 durante vários dias, o provável diagnóstico para este episódio é de depressão bipolar pura.

Se, por outro lado, você tem um paciente bipolar dormindo 5 ou menos horas por noite, por vários dias, a depressão bipolar pura está praticamente fora de questão e é mais provável que você esteja com um paciente em um estado maníaco ou misto.[i]

A regra parece simples demais, mas funciona quase sempre. Pode parecer menos óbvio para alguns médicos que ouvem "depressão" no início da consulta e já fazem a receita de "antidepressivo", mesmo antes de passar um tempo perguntando e descobrindo os sintomas maníacos em detalhes, especialmente o número de horas de sono por 24 horas. A investigação precisa incluir ouvir a história de uma pessoa próxima do paciente, que provavelmente estará tendo muito mais problemas com os sintomas maníacos do paciente do que o próprio paciente.

Mas, uma vez que você aprende a regra de Duffy, você não se enganará outra vez tão facilmente. Não é que os pacientes estejam conscientemente tentando enganar os médicos, mas geralmente os pacientes bipolares não veem os sintomas maníacos como um problema, em contraste com os sintomas depressivos, que eles odeiam. Muitas vezes é outra pessoa próxima que precisa juntar os cacos depois do episódio maníaco ou misto, ao invés do próprio paciente.

Para resumir:

1. Se um paciente bipolar I ou bipolar II confiavelmente diagnosticado está dormindo 5 horas por noite, ou menos, por dias de cada vez, o diagnóstico mais provável é episódio maníaco ou misto.

2. Se um paciente semelhante está dormindo 11 ou mais horas por 24 horas por dias a fio, o diagnóstico mais provável é episódio depressivo bipolar puro.

Depois de perder o diagnóstico de Transtorno Bipolar, diagnosticar erroneamente episódios depressivos mistos como se fossem depressão bipolar e tratar com antidepressivos é um dos erros mais comuns e tolos que nós, médicos, cometemos. O tratamento de episódios mistos com antidepressivos quase nunca leva a melhora global, mas parece ter uma chance bastante boa de piora do episódio misto.

Aqueles que sofrem, no entanto, geralmente não são os médicos, mas os pacientes e suas famílias. Podemos facilmente evitar este erro se

---

i Note que a insônia sozinha não é suficiente para fazer o diagnóstico de mania bipolar. São necessários outros sintomas, conforme descrito no DSM-V-TR[24], veja apêndice.

lembrarmos da regra de Duffy e de determinar, com observação externa e confirmação, quantas horas por 24 nossos pacientes bipolares, na verdade, estão dormindo.

Sobre o tratamento, a primeira coisa a se fazer é restaurar o sono dos pacientes para que durmam de 6 a 10 horas por noite ininterruptamente e com qualidade.[194] Se conseguirmos alcançar este objetivo, muitas outras coisas boas começarão a surgir. Se, por outro lado, falharmos em alcançar uma melhora significativa no sono e no ciclo sono-vigília, o paciente terá pouca chance de ficar bem; então o que é que pode ser mais importante?

O Transtorno Bipolar é, num sentido muito real, um distúrbio do ritmo diário ("ritmo circadiano"), tal como o ciclo sono-vigília.[194] Por esta razão, a menos que o paciente esteja trabalhando no turno da noite, é muito importante que o paciente tenha uma noite inteira de sono à noite e seja ativo, produtivo e socialmente conectado durante o dia, como parte do desenvolvimento de "regularidade de estilo de vida" e dos ritmos biológicos diários regulares.[86,144,171]

Portanto, qualquer medicamento sedativo que damos, tais como estabilizadores de humor ou antipsicóticos (ou algum tranquilizante que ainda está na lista de medicação e ainda não foi eliminado) deve ser dado próximo da hora de dormir. Opções alternativas incluem 1/3 no jantar e 2/3 na hora de dormir, ou 1/3 durante o dia e 2/3 à noite.

Alguns colegas às vezes perguntam: "Mas que tal manter os níveis séricos em doses terapêuticas adequadas durante todas as 24 horas?" Prescrições hospitalares tendem a passar esses medicamentos "b.i.d.", ou seja, "duas vezes por dia," com metade da dose total de manhã e metade à noite, presumivelmente só por esse motivo.

Esta é uma prática muito comum, e em certas infecções sistêmicas ou transmitidas pelo sangue, manter níveis elevados do antibiótico no sangue é muito importante, a fim de ter concentração "mínima inibitória" do antibiótico para limpar a infecção.

No entanto, se alguém tentar transportar este raciocínio para o Transtorno Bipolar, terá problemas. Pacientes tratados com tais prescrições, com 1/2 da do-se do medicamento sedativo pela manhã, cochilam no meio do da manhã com uma longa soneca e, portanto, não dormem tão bem à noite. Se o médico não fizer o paciente dormir continuamente durante a noite e, ficar acordado e alerta ao longo do dia, nem o melhor nível sérico terapêutico do mundo fará o paciente ficar bem. Da mesma forma, se o médico dopar demais o paciente durante o dia, ele vai odiar e vai parar o medicamento na primeira chance que tiver.

Caso 6.1

Sra. B, uma executiva de aproximadamente 40 anos de idade, com Transtorno Bipolar diagnosticado e previamente tratado, consultou um psiquiatra que a tratou pelos últimos 10 anos com carbonato de Lítio de liberação estendida 450 mg duas vezes por dia (de manhã e à noite), Sertralina 100mg todas as manhãs e Trazodona 100mg todas as noites. Ao longo destes dez anos ela continuou a ter graves oscilações de humor que causaram sérios problemas em sua carreira e em seus relacionamentos. Sra. B também sentia sonolência e tontura diurna devido a dose de Lítio de manhã. Perguntou ao psiquiatra se era realmente necessário tomar o Lítio duas vezes por dia e ele afirmou que era.

A paciente, então, por volta dos seus 50 anos, procurou outro psiquiatra, que anotou na avaliação inicial que ela estava leve à moderadamente maníaca, com os sintomas maníacos ainda aumentando. Sra. B também disse ao novo psiquiatra que as manias anteriores tinham causado problemas à sua carreira e relacionamentos. Como parte da mania atualmente acelerada, a paciente relatou pensamentos acelerados, distração, nervosismo, irritabilidade, impulsividade e apenas 6 horas de sono interrompido por noite.

De acordo com estas informações, o novo psiquiatra trocou todo seu Lítio para uma única dose à noite, numa tentativa de melhorar o sono e reduzir a sedação diurna. Também solicitou um exame para ver o nível de Lítio, e, baseado no resultado, reduziu a dose de total para 675 mg/dia, apenas à noite.

Dado que a Sra. B chegou com um episódio maníaco, o novo psiquiatra também discutiu com ela a necessidade de começar reduzindo seu antidepressivo (AD, Sertralina), e juntos começaram uma redução muito gradual, conforme descrito no Capítulo 10.

Quando voltou para uma consulta de acompanhamento, 6 meses mais tarde, a Sra. B estava tomando todo o Lítio durante a noite e sua dose de AD (Sertralina) tinha sido gradualmente reduzida para 50% da dose original. O sono da Sra. B agora tinha melhorado para 07:54 horas por noite de boa qualidade e sem interrupções. Ela estava acordando descansada, e sua energia durante o dia tinha voltado ao normal. Ela veio para esta consulta, calma, radiante e completamente livre de qualquer sintoma maníaco ou depressivo recente.

Portanto, meu conselho para o clínico é aumentar os efeitos sedativos com objetivo de conseguir uma noite inteira de sono. Se você restaurar o ciclo vigília-sono normal, com plena atividade durante o dia, o paciente estará muito mais apto a se recuperar.

CALM SEAS

Capítulo 7

C A L M S E A S:

Uma Maneira Fácil de Lembrar os Pontos Principais do Tratamento do Transtorno Bipolar

Este capítulo começa com uma regra mnemônica, utilizando letras referentes aos pontos principais do tratamento (para ajudar a lembrar questões chave do tratamento do Transtorno Bipolar), descrita pela primeira vez em uma "Carta ao Editor" em 2008, da qual eu fui co-autor com S. Nassir Ghaemi, M.D., M.P.H. (CALM),[33] e que logo ampliamos, em 2011 (CALM SEA).[43] Recentemente, acrescentei o "S" final para nos lembrar dos graves riscos de estimulantes e o stress. O capítulo atual prossegue para descrever estes pontos de tratamento na rede dos tópicos mais amplos discutidos ao longo do livro.

C: Controle, primeiro, os sintomas maníacos e mistos, como uma maneira de começar a controlar as oscilações.[33,43,152]

Os pacientes, muitas vezes, sofrem com insônia, irritabilidade, nervosismo, ansiedade, pensamentos acelerados, dificuldades de concentração, impulsividade, alterações de funcionamento, e/ou comportamentos de alto risco. Esses comportamentos de alto risco são geralmente fora do normal para o paciente e podem incluir gastos excessivos, dirigir de forma imprudente e excessivamente rápida, abuso de álcool e drogas e comportamento sexual excessivo ou imprudente.

Estes sintomas maníacos não tratados ou subtratados comumente levam a conflitos nas relações e, com freqüência, a perda definitiva de seus relacionamentos. Também acarretam tensões no trabalho com a perda de emprego, pressões financeiras, problemas legais etc.

Ou seja, devido aos sintomas maníacos não tratados ou subtratados, os pacientes destroem suas relações e tornam suas situações de vida muito mais difíceis. Esta é uma das razões pela qual é crucial procurar ativamente os sintomas maníacos desde o início e tratá-los rapidamente e com sucesso.

Como você verá ao ler o resto do livro, se você não descobrir e controlar os sintomas maníacos e mistos no início, você não será capaz de acalmar as oscilações. E se você não acalmar as oscilações, você não terá chance alguma de reduzir os sintomas depressivos a longo prazo, de nenhuma forma.

A: medicamentos **A**ntidepressivos: Use com moderação e somente como parte de estratégias (cientificamente comprovadas) baseadas em evidências.[6]

Os medicamentos antidepressivos convencionais (antidepressivos unipolares) são muito bons no tratamento de Transtorno Depressivo Maior[11,24] ("depressão regular" ou depressão "unipolar", sem qualquer história de mania), mas muitas vezes não funcionam no Transtorno Bipolar.

L: visão de **L**ongo prazo:

Esta é uma doença para a vida toda, e que muda significativamente ao longo da evolução natural durante a vida. A fim de tratar a doença com êxito, deve-se estar bastante familiarizado com sua história natural, que é descrita nos capítulos 4 e 5.

M: estabilizadores do humor (**M**ood Stablizers):

os medicamentos mais importantes no tratamento do Transtorno Bipolar são os "três grandes" estabilizadores de humor tradicionais - Lítio, Divalproato de Sódio e Carbamazepina.[20,41] O próximo medicamento mais útil é o mais recente estabilizador de humor tradicional, Lamotrigina, que tem um perfil de eficácia bem diferente.[61] Você vai ver que estes medicamentos são fortemente enfatizados no capítulo 8, onde funcionam os estabilizadores de humor individuais e no capítulo 9, na construção de regimes médicos eficazes de Tratamento no Transtorno Bipolar.

S: **S**ono:

Restaurar o sono normal e o ciclo vigília-sono normal é uma das principais chaves para o sucesso. Um sono com duração completa e consistente (6 a 10 horas por noite), ininterrupto, revigorante, na hora certa no ciclo de 24 horas é um dos elementos-chave da recuperação bem sucedida no Transtorno Bipolar. Em contraste, a privação do sono pode ser tanto uma causa de novos episódios de humor bipolar, como também a diminuição do sono pode ser um sintoma ou indicador de que se está entrando em um episódio de mania.[137]

E: **E**ndócrinas/Metabólicas

Fatores metabólicos e endócrinos são muito importantes e são facilmente lembrados como "TSH" (as mesmas letras que o teste de tireoide mais utilizado, Thyroid Stimulating Hormone):

T   O estado da **T**ireóide desempenha um papel importante no Transtorno Bipolar e no sucesso do seu tratamento.[5,20,49,139,149]

S   Muito ou muito pouco e**S**teróide (a partir de fontes internas ou externas, incluindo esteróides anabolizantes utilizados pelos fisiculturistas ou esteróides prescritos para condições médicas[90]) pode desencadear episódios de humor, mais comumente episódios maníacos ou mistos e, às vezes, com psicose, confusão, depressão, pânico, e/ou comportamentos suicidas.[90]

H   Mudanças Hormonais, como menarca, puberdade, gravidez, episódio menstrual, menopausa e mesmo alterações pré-menstruais[142] podem estar associadas com o início dos episódios de humor, ou com maior freqüência de episódios.

A: Atividade:

Passar o dia com atividade física vigorosa, atividade mental e social, na hora certa do dia, ajuda a estabilizar o ciclo vigília-sono e também dá sentido e propósito para a vida de qualquer pessoa.

S: 2 Ss mais:

Stress (incluindo as crises de vida ou eventos médicos, consulte exemplos de casos abaixo), e eStimulantes (incluindo cocaína, crack, metanfetamina, pílulas de dieta, medicamentos de elevada dose de TDAH ou mesmo altas doses de cafeína) também podem desencadear episódios de humor, mais comumente episódios maníacos ou mistos, às vezes com psicose.

Caso 7.1: Uma mulher de aproximadamente 80 anos, sem história prévia de Transtorno Bipolar, estava lúcida, relativamente bem e capaz de viver semi independentemente até sofrer um ataque cardíaco.

Durante o período de 6 a 8 semanas seguintes, ela desenvolveu um episódio maníaco completo, com insônia pronunciada, falando demais e demasiado rápido, pensamentos acelerados e todos misturados, escrevendo excessivamente e de forma desorganizada. Ela, de repente, já não podia gerir seus negócios e teve que ser hospitalizada. Teve uma consulta psiquiátrica de emergência e acompanhamento, no qual foi tratada com Divalproato e Olanzapina, com redução gradual de sua mania ao longo do mês seguinte.

Fundamentos para o tratamento bem sucedido do Transtorno Bipolar.

Capítulo 8

Tetos, Pisos e Paredes:

Onde Funcionam os Estabilizadores de Humor Individualmente?

Este capítulo descreve como os estabilizadores de humor (EH) tradicionais (Lítio, Carbamazepina, Divalproato e Lamotrigina) funcionam individualmente.

Vamos discutir quais funcionam melhor como tetos para conter episódios maníacos e mistos ou sintomas "de cima."[36] Isso inclui o Lítio, Divalproato, Carbamazepina e em menor medida a Lamotrigina. Ou seja, Lamotrigina exerce apenas efeitos anti-maníacos fracos,[61,123,124] considerando que os outros 3 estabilizadores de humor exercem efeitos anti-maníacos fortes. Veja a tabela 8.1 abaixo, que resume as ações dos estabilizadores tradicionais.

Tabela 8.1

Eficácia Estabilizadora do Humor				
	Lítio	Divalproato	Carbamazepina	Lamotrigina
"Teto" (vs. Mania/Misto)	Forte	Forte	Forte	Fraco
"Estabilização Nuclear" (Manutenção)	Forte	Moderada a Forte	Moderada?	Moderada a Forte
"Piso" (Depressão Aguda)	Fraca a Moderada	Fraco?	Fraco?	Fraca a Moderada
"Piso " (Manutenção na Depressão)	Fraca a Moderada	Fraco?	Fraco?	Forte
Prevenção de Suicídio	Forte	Alguma? (1 estudo [143])	Nenhuma	Nenhuma

Copyright 2012, Roger Sparhawk, M.D.

Se os pacientes não toleram a Carbamazepina, Divalproato ou Lítio, podemos em vez disso, tentar a Oxcarbazepina (desde que o paciente não tenha alergia a seu primo químico Carbamazepina). A evidência para o uso de Oxcarbazepina, no entanto, é relativamente fraca.

Caso contrário podemos usar os "Antipsicóticos Atípicos" (AA) como "tetos", antimaníacos, com ou sem EH tradicionais, especialmente se precisamos ter efeitos anti-maníacos muito rápidos. Todos, inclusive o mais novo dos AA (ver glossário) mostraram ser eficazes contra episódios maníacos e mistos. Para a maioria dos pacientes com Transtorno Bipolar tipo I ou tipo II, no entanto, costumam ser mais eficazes quando prescritos sem antidepressivos.

Caso 8.1

Uma mulher, em torno de seus 50 anos, tinha sofrido com Transtorno Bipolar e vinha sendo tratada havia 14 anos, sendo os primeiros 4 anos com os episódios mais simples do curso inicial (ver capítulo 4), e os últimos 10 anos com episódios mistos mais complexos do curso tardio e oscilações mais rápidas, conforme descrito nos capítulos 4 e 5.

Nos primeiros 12 anos de tratamento ela tinha sido tratada por vários médicos, primeiramente por médicos generalistas e depois por psiquiatras. Todo este tempo ela foi medicada com antipsicóticos atípicos. Nestes 12 anos, no entanto, ela foi tratada continuamente com vários antidepressivos (ADs), mesmo durante e após internações por episódios maníacos e mistos. Por 12 anos, ela nunca experimentou uma redução completa dos episódios de humor.

Então, durante os últimos 2 anos de seu tratamento, ela conheceu uma enfermeira, que tirou os antidepressivos. A enfermeira remodelou a prescrição da paciente para 2 antipsicóticos atípicos e o estabilizador de humor mais recente Lamotrigina (Piso), sem antidepressivos. Durante o último ano a paciente, pela primeira vez, permaneceu estável, sem nenhum grande episódio de humor desde que o seu tratamento começou, 14 anos antes. Curiosamente, a paciente nunca tinha tentado, no curso de seus 14 anos de tratamento, Lítio, Divalproato ou Carbamazepina, que são 3 dos 4 medicamentos com a mais alta probabilidade de sucesso no tratamento.[20]

Nós também precisamos compreender quais EH fornecem "estabilização de baixo para cima". Lamotrigina e Lítio têm demonstrado eficácia como pisos. Os AAPs,[36] Quetiapina e Olanzapina, a combinação de Olanzapina e Fluoxetina, Hormônios da Tireóide como T3 ou T4 e, só recentemente, Lurasidone,[213,215,216] também têm demonstrado benefícios como "pisos". O papel deles no tratamento da Depressão Bipolar e Episódio Depressivo misto (DMX) será discutido no próximo capítulo. Ziprasidona foi recentemente o primeiro tratamento testado especificamente para episódio Depressivo Misto (DMX), e este ensaio médico aleatório mostrou a Ziprasidona com sendo extremamente eficaz para DMX.[218] Pisos reduzem as oscilações de humor para baixo (polo depressivo). Lamotrigina é mais eficaz na prevenção de futuros episódios depressivos do que para tratamento de episódios depressivos agudos atuais. No entanto, mostrou alguma eficácia contra episódios depressivos agudos/ atuais graves.[124]

Este capítulo começou na Conferência Internacional sobre Transtorno Bipolar em Pittsburgh em 2011,[94] onde conheci um casal de residentes em psiquiatria (ver Glossário) que estavam muito interessados no que eles tinham acabado de aprender sobre a eficácia considerável dos estabilizadores de humor tradicionais.

Como na maioria dos programas de residência em todo o país,[92] eles tinham aprendido muito pouco sobre os EH até aquele momento. Talvez um problema ainda maior seja que, na maioria dos programas de residência nos Estados Unidos,[92] os residentes de Psiquiatria não veem os membros do corpo docente explicando o uso dos EH tradicionais com confiança e com a convicção sólida de que o EH vai fazer o trabalho pesado no tratamento do Transtorno Bipolar. Isto ocorre, muito provavelmente, porque a maioria do corpo docente não tem essa confiança e convicção.[8,9,92]

De qualquer forma, depois de pensar sobre as novas informações que receberam na conferência, estavam ansiosos para aprender mais, e perguntaram: "Existe alguma maneira de ajudar os residentes a se tornarem mais confortáveis para iniciar o tratamento com estabilizadores de humor, em vez de depender de antipsicóticos, para a mania?".[93]

Eu suspeito fortemente que muitos pacientes e familiares estejam curiosos sobre este tópico também, portanto este capítulo falará sobre oscilações de humor e o uso de EH em uma série de descrições de fácil compreensão, além de algumas fotos explicando o tratamento de cima a baixo e,[36] mesmo aparentemente dentro da oscilção.

Para mostrar a oscilação de humor de forma visual, vamos aplicar a imagem do dispositivo de memória Calm Seas, imaginando os estados de humor como se fossem a superfície de um lago (ou mar), e gostaríamos de manter a superfície da lagoa relativamente suave e calma. Vamos começar com um gráfico mostrando alguém que não tenha Transtorno Bipolar. Esta linha seria relativamente suave, perto da linha de centro "normal", mas com alguns movimentos bastante suaves acima e abaixo ao longo do tempo, como quase todos nós experimentamos várias vezes ao longo de nossas vidas.

Figura 8.1

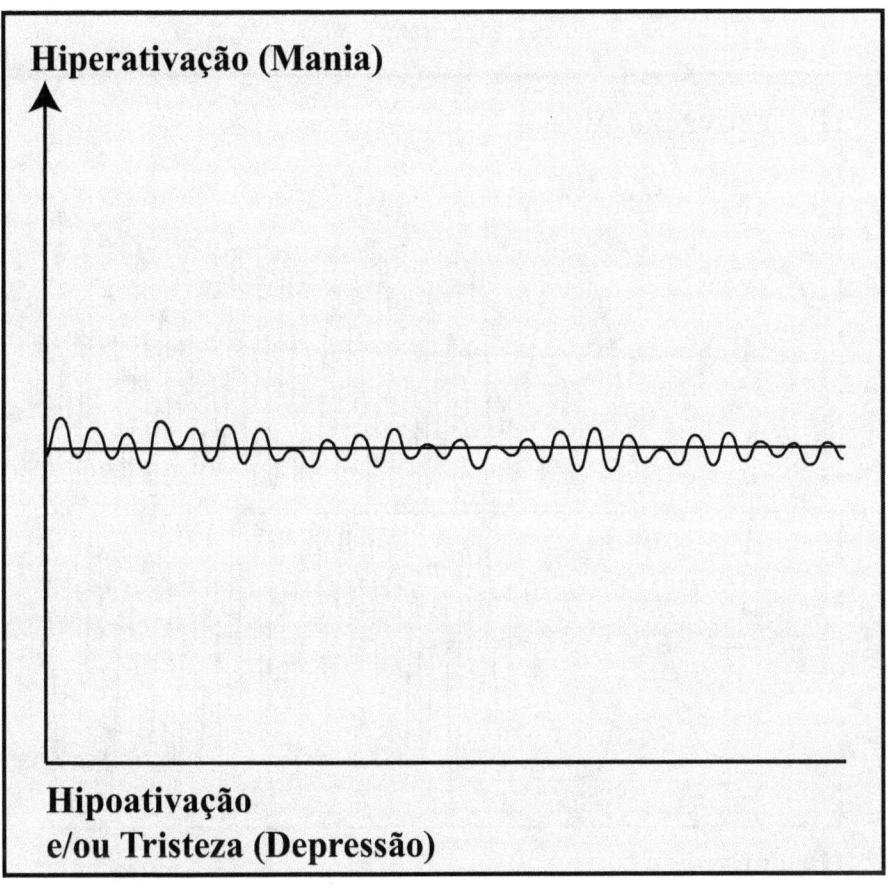

Se quiséssemos retratar os estados de humor de alguém com Transtorno Bipolar, poderíamos mostrar estados de humor, energia e "ativação" mais altos (onde o paciente está perturbado e não dorme bem) como sendo ondas acima da linha de centro horizontal. Estados de humor, energia e ativação mais baixos (e geralmente sono excessivo) são mostrados como ondas abaixo da linha. Quanto mais extremos os estados de humor são, mais longe as ondas estão a partir da linha central horizontal.

Então começaremos com o primeiro diagrama, adicionando uma linha com algumas ondas razoavelmente grandes para representar os estados de humor, energia e ativação de alguém com Transtorno Bipolar.

Figura 8.2

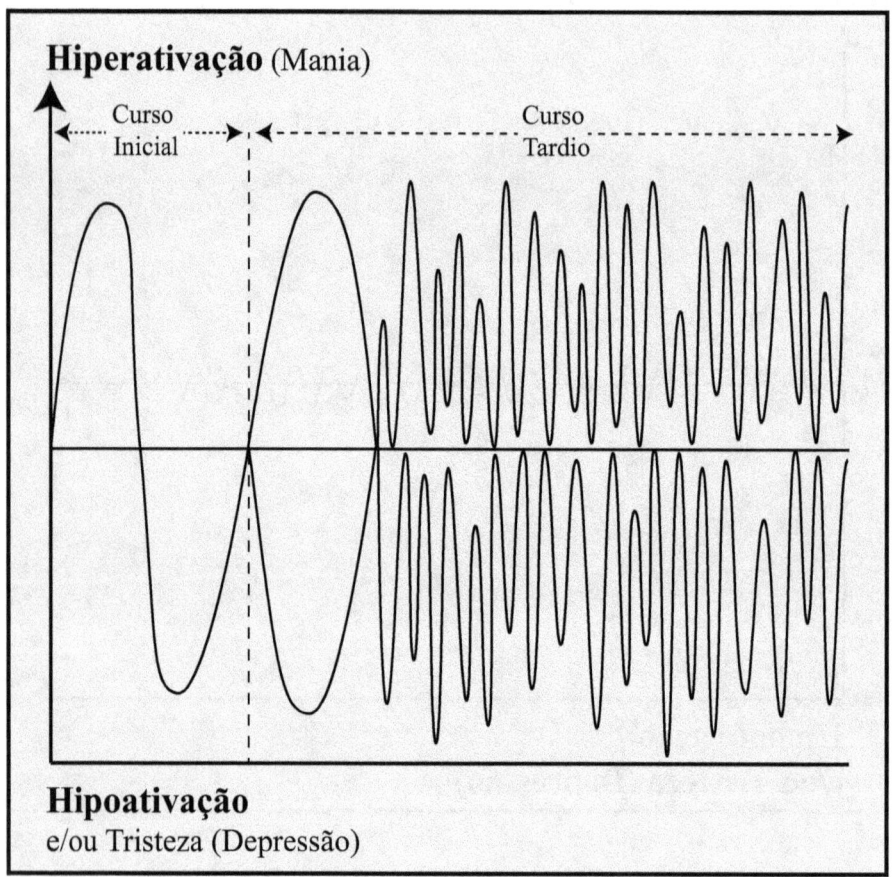

No diagrama acima, o curso inicial (ver capítulo 4) consiste em manias e depressões mais simples. O curso tardio (ver capítulos 4 e 5) consiste em episódios mistos e de ciclagem rápida. O curso tardio é retratado acima (movendo da esquerda para a direita ao longo do tempo), primeiro como um episódio misto simples e, em seguida, como ciclagem rápida, ultra rápida ou até como ciclagem ultradiana [j] na forma de um episódio misto

---

j Episódios Mistos aparecem ao longo do tempo junto com o desenvolvimento da Ciclagem Rápida (quatro ou mais episódios por ano, como representado esquematicamente também na Figura 4.1), para se tornar a apresentação padrão do curso tardio da doença bipolar.[21] Muitos pacientes no curso tardio sofrem oscilações muito mais rápidas que a "Ciclagem Rápida", como a "Ciclagem Ultra-Rápida", que são múltiplos episódios diferentes de humor dentro de uma semana[5] (como mostrado na Figura 4.2), ou ainda "Ciclagem Ultradiana" que é são os múltiplos episódios dentro do mesmo dia[4,6] (Figura 4.3).

mudando rapidamente (ver Figura 4.4), que é o que uma porcentagem alta de pacientes de curso tardio tem quando entram em meu consultório pela primeira vez.

Comparado com altos e baixos moderados, os estados mais extremos de humor, energia e ativação são geralmente mais prejudiciais para a vida do paciente e de pessoas próximas, e estes agora estão ilustrados no diagrama a seguir.

Figura 8.3

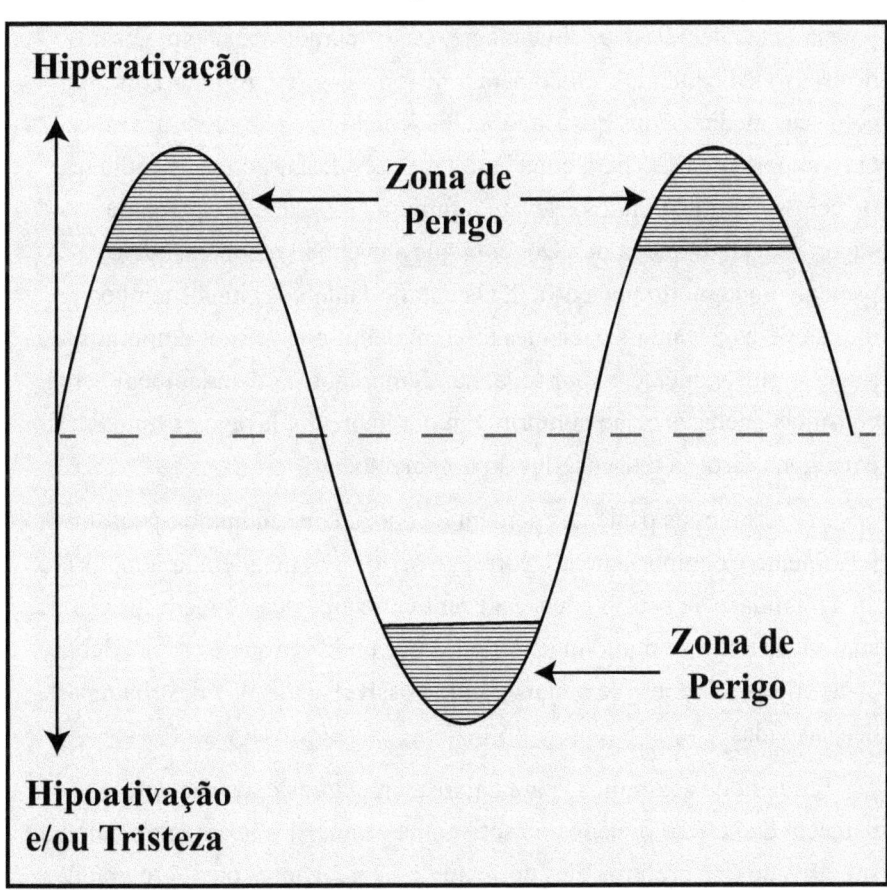

Nos extremos "pra cima", os pacientes frequentemente têm insônia, pensamentos acelerados, falta de concentração, erros de julgamento, irritabilidade, pressão de fala e elevação do tom de voz, mais ansiedade, decisões e atos impulsivos e mal considerados, além de comportamentos de alto risco. Os comportamentos de risco podem incluir: dirigir rápido demais, entrar em brigas físicas, gastar muito dinheiro (às vezes por coisas que não precisam), usar drogas de rua e/ou beber demais, tornar-se mais sexual do que o habitual ou até mesmo agir de forma promíscua, ficar preso e ser jogado na cadeia ou hospital psiquiátrico for falta de controle dos comportamentos. Esses comportamentos de alto risco são muito diferentes de como esses mesmos pacientes agem quando estão bem.

Às vezes enquanto estão "para cima", os pacientes podem achar que estão fantásticos, ou sentir-se melhor do que nunca se sentiram. Eles podem então decidir que, obviamente, estão "curados" e não precisam dos seus medicamentos; então param de tomá-los sem primeiro discutir com seus médicos, dos quais agora eles sentem que não precisam mais. Os comportamentos "para cima" muitas vezes desgastam seus cônjuges, parceiros, família, amigos e levam a ruptura nas relações e perda de suporte social, o que pode fazer com que a eventual recuperação do paciente fique muito mais difícil. Os comportamentos citados também, muitas vezes, levam os pacientes a serem demitidos de seus empregos, ou a sair impulsivamente e abandonar seus empregos. Podem também perder consultas médicas e não cumprir com o tratamento, levando os médicos, em alguns casos, a dispensá-los do tratamento.

Em resumo, os pacientes perdem o controle de seu humor, pensamento, julgamento e comportamento, correm o sério risco de queimar a maioria ou a totalidade de suas pontes, e a eventual recuperação e reconstrução de suas vidas torna-se muito mais difícil. Você pode ver que é crucial deixar essas coisas sob controle o mais rápido possível, antes que destruam parte de suas vidas.

Em períodos extremos "para baixo", em contraste, os pacientes parecem que foram pintados no sofá ou na cama. Eles ficam extremamente sub-ativados, se preferir. Eles dormem de 12 a 20 horas por 24, e grande parte do resto do tempo é gasto deitado no sofá, cama ou chão e esperando que a sensação ruim vá embora. Eles não têm interesse ou energia para nada. Eles não gostam de nada, e eles não parecem ser capazes de fazer qualquer coisa. Geralmente não se metem em brigas, mas eles podem ser despedidos do trabalho por estarem doentes com muita frequência ou não aparecerem para trabalhar.

Se continuarem assim muito tempo os outros acabam por abandoná-los. Como você já deve ter visto no capítulo 5, este estado, depressão bipolar pura, está presente em apenas cerca de 15% a 20% dos pacientes que vem ao psiquiatra, e seu tratamento é uma situação especial, descrita no capítulo 9. O risco de suicídio é muitas vezes discutido no que se refere à depressão bipolar, mas pode ser ainda maior com episódios mistos.[110,147]

Alguns outros pacientes bipolares, relatando sentimentos de depressão, estão, na verdade, apenas muito sonolentos e cansados dos efeitos sedativos dos medicamentos ou combinações de medicamentos (às vezes muito grande) que estão tomando, conforme descrito nos capítulos 3, 6 e 15.

Muitos outros estão, em vez disso, realmente sofrendo com episódios chamados de "mistos", com uma mistura de estados de humor, energia e ativação altos e baixos, como mostrado na Figura 8.4 (e também discutido nos capítulos 4 e 5).

Figura 8.4

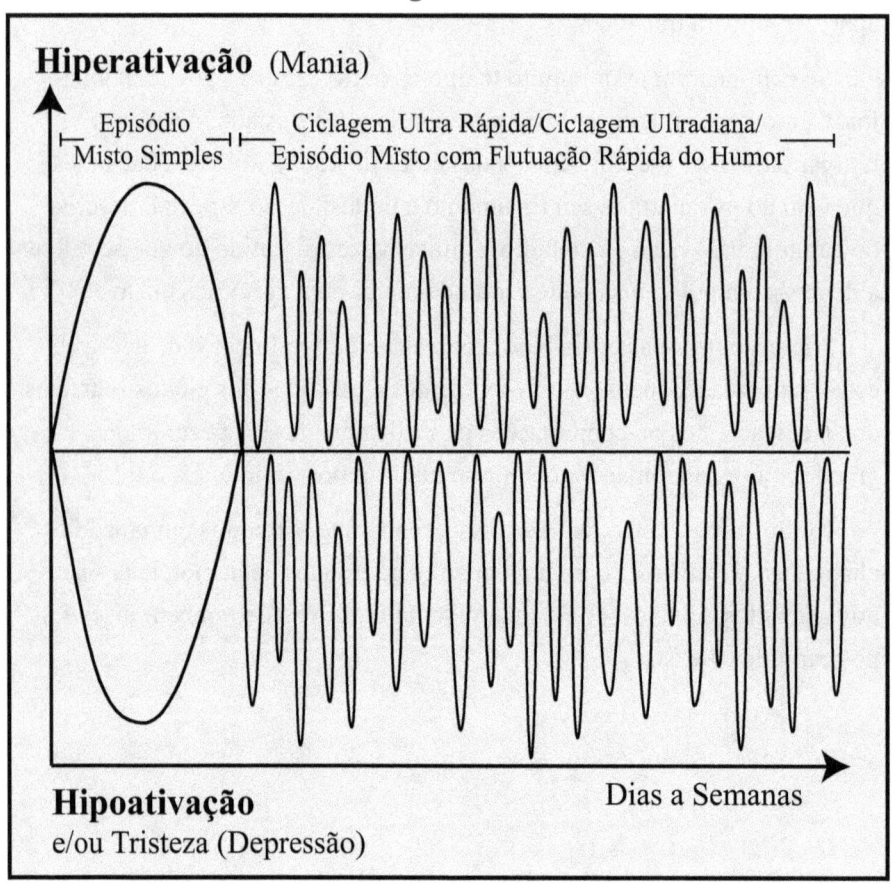

"Depressão" é quase sempre do que o paciente se refere como queixa.[44,69,72,94] Por outro lado, se você aprender como perguntar os sintomas com cuidado e detalhadamente e obtiver a história de observadores próximos, episódio misto é, de longe, o mais comum estado de humor apresentado.[44,69,72,94,147]

Seria muito bom se tivéssemos dispositivos mágicos, algo como ímãs, que trabalhassem a partir da linha de centro horizontal ("normal") e exercessem a sua influência na superfície da água em si, puxando a superfície para baixo na direção normal, quando começasse a ficar muito alto, e puxando a superfície para cima na direção normal, quando começasse a ficar muito baixo. Felizmente, temos "ímãs" assim no mundo real, e são chamados de estabilizadores de humor (EH). Quando tratamos pacientes com EH em estudos comparados com pacientes tratados com placebo (uma pílula de açúcar inativa), os pacientes tratados com EH ficam por longos períodos de tempo sem ir muito para cima ou muito para baixo, ou seja, em um episódio de humor maníaco ou depressivo, em comparação com os pacientes que foram designados aleatoriamente para o grupo tratado com placebo.[103,104] Eu chamo esta propriedade de "estabilização nuclear", porque parece manter o humor e ativação na zona do centro e também espalhar os episódios de humor/ativação ao longo do tempo, de forma que ocorram mais suavemente

Figura 8.5

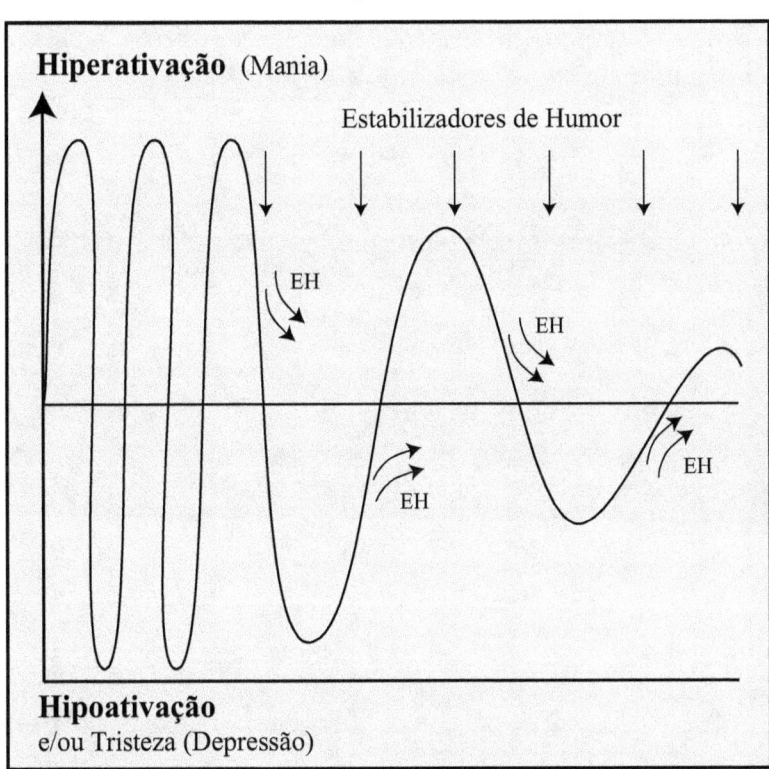

Estabilização nuclear difere nos "tetos" e "pisos" que usamos, que parecem empurrar de cima para baixo, ou de baixo para cima. Os quatro estabilizadores de humor fornecem estabilização nuclear, alguns talvez um pouco mais do que outros, como descrito abaixo (e na Tabela 8.1 acima).

Lítio é o melhor estabilizador de humor nuclear (e também tem alguma atividade antidepressiva). Divalproato tem o segundo melhor nível de evidência, e Carbamazepina tem talvez a documentação mais fraca como estabilizador de humor. Todos os três são eficazes para controlar o excesso de ativação; ou seja, eles funcionam como "tetos" (limites máximos), ou anti-maníacos.[104] Lamotrigina é um estabilizador de humor de núcleo mais recentemente descoberto e é exclusiva por fornecer mais um "piso" de manutenção antidepressivo do que os outros, mas não fornecendo muito um "teto" anti-maníaco.[103] Nós continuaremos a descrever como esses agentes podem ser usados para construir combinações de medicamentos (prescrições) para o tratamento eficaz do Transtorno Bipolar no próximo capítulo.

Fundamentos para o tratamento bem sucedido do Transtorno Bipolar.

Capítulo 9

Construindo Prescrições de Tratamento Eficazes no Transtorno Bipolar (Combinações Medicamentosas), do Geral para o Específico

Estratégias de tratamento geralmente têm origem nas orientações acordadas pelo consenso de especialistas.[95,96,108,213] Muitas das estratégias adotadas atualmente são de alguns anos atrás. Elas tendem a ficar o mais próximo possível da evidência de ensaios clínicos e outros estudos na literatura científica. Como há muito mais evidências disponíveis sobre o tratamento a curto prazo,[k] as orientações tendem a se concentrar mais sobre como tratar os vários estados de humor no curto prazo. Na tentativa de se aproximar das provas e das evidências, as orientações e estratégias também tendem a focar mais nos estados de humor específicos do que na abordagem geral para tratar o Transtorno Bipolar.

Neste capítulo vamos tomar apenas a abordagem oposta, isto é, movendo-se da generalidade para a especificidade. Também começaremos com as questões de tratamento a longo prazo, antes de se abordar o tratamento agudo dos estados de humor específicos. Faremos isto para

---

k Isto pode ser porque a pesquisa clínica é muito cara, e os ensaios de longo prazo costumam ser ainda mais caros. Isto talvez explique a existência em número tão maior de tratamentos de curto prazo e para fase aguda, se comparados com os tratamentos de manutenção e longo prazo, aprovados pelo FDA.

que os pacientes, familiares e médicos possam iniciar o tratamento com a estratégia de longo prazo muito clara na mente.[143,190] Isto segue a ideia de Stephen Covey, como está escrito em *Os Sete Hábitos das Pessoas Altamente Eficazes*, "Começar com o objetivo em mente."[97] Se não mantivermos uma ideia clara dos objetivos no longo prazo, nos veremos saltando de uma crise, um estado de humor e um tratamento agudo para o outro sem qualquer visão de longo prazo, ou seja, sem nenhum leme para guiar o navio do tratamento.

Vamos agora proceder com o modelo de tratamento.

A. **Um modelo sequencial para construir esquemas de tratamento bem sucedidos a longo prazo para o Transtorno Bipolar:**

Vamos começar construindo nosso esquema de tratamento hipotético, geral e de longo prazo da seguinte forma, começando com os melhores medicamentos comprovados primeiro:

1. Um dos estabilizadores nucleares de humor tradicionais, ou seja, Lítio, Divalproato, Carbamazepina ou Lamotrigina, na ausência de medicamentos "antidepressivos".

Note que no "Tratamento como de costume na comunidade" (TAU-Treatment As Usual, para ser discutido abaixo), os estabilizadores de humor acima também não foram iniciados, ou foram iniciados depois dos antidepressivos (AD) e, muitas vezes, depois de vários ensaios (tentativas) com AD, sem nunca interromper os medicamentos AD quando os estabilizadores de humor são adicionados. Isto leva em tais casos a ensaios inválidos de estabilizadores do humor (EH), já que os EH são frequentemente muito mais eficazes quando prescritos sem medicamentos AD.

Escolha # 2 assim é listada como segue:

2. NENHUM "ANTIDEPRESSIVO" (ou seja, sem antidepressivos convencionais/unipolares).

A Escolha #2 pode parecer uma repetição desnecessária da #1, mas infelizmente a maioria dos prescritores dos Estados Unidos, e/ou dos pacientes e familiares que não estão cientes do que foi afirmado na opção #1, assume que a citação "na ausência de medicação antidepressiva" deve conter um erro de digitação, ou não acreditam nisso, apesar de haver uma evidência bastante robusta em favor de deixar de fora os medicamentos antidepressivos.

Claro, como observado anteriormente, que qualquer alteração no seu tratamento precisa ser discutida com seu médico e dirigida por ele. Costumo perguntar quais medicamentos meus pacientes bipolares tomaram ao longo dos anos e anoto. Geralmente, eles fornecem uma longa e ininterrupta seqüência de três a doze antidepressivos que remonta de cinco a vinte e cinco anos, muitas vezes combinados com antipsicóticos, principalmente os AA.

Em algum momento eles podem ter experimentado um estabilizador de humor tradicional, mas, muitas vezes, esses ensaios com estabilizadores de humor são abandonados por falhas de tratamento, sem que o paciente nem o médico estejam cientes de que a manutenção do antidepressivo durante o ensaio com o estabilizador de humor torna este ensaio sem sentido.

Então, costumo perguntar aos pacientes se já tomaram "o melhor antidepressivo", ao que eles geralmente desnorteados perguntam: "Qual é?" Parecem esperar que eu cite o nome de um novo antidepressivo e ficam confusos com minha resposta: "Nenhum antidepressivo". Lembre-se, no entanto, que "nenhum antidepressivo" é um negócio complicado, e algumas considerações para esta passagem potencialmente arriscada serão discutidas no capítulo 10.

Passemos agora aos passos sequenciais **#3, 4 e 5**, do modelo generalista de tratamento do Transtorno Bipolar:

3. Adicione[103,104] um segundo ou mude para um EH (Lítio, Divalproato, Carbamazepina ou Lamotrigina, dependendo do estado de humor) ou um AA (antipsicótico atípico), otimização da tireóide ou psicoterapia (incluindo possivelmente uma psicoterapia especificamente indicada para estabelecer a regularidade do estilo de

vida[86,144,153] e beneficiar a recuperação de pacientes bipolares, tais como TIPRS [Terapia InterPessoal e do Ritmo Social][86,144,153]).

4. Adicione (ou mude para um outro) AA ou para um segundo ou terceiro EH, otimização da tireóide, psicoterapia, ômega-3/óleo de peixe[151] ou medicação auxiliar (por exemplo, zolpidem ou zopiclona ou lorazepam ou outro sedativo-hipnótico para insônia, ou benzodiazepínicos ou gabapentina para ansiedade e/ou insônia).

5. Adicione (ou mude para um outro) AA, um terceiro ou quarto EH, Quetiapina XRO, olanzapina, combinação de olanzapina-fluoxetina, otimização da tireóide, lurasidona,[215,216] psicoterapia, pramipexol,[195,196] modafinil, ômega-3/óleo de peixe, antidepressivo unipolar, haloperidol ou outros antipsicóticos mais antigos, medicação auxiliar (como em #4 acima), ou internação hospitalar, com ou sem ECT (Eletroconvulsoterapia).

Temos agora o modelo sequencial completo em um só lugar:

1. Litio, Divalproato, Carbamazepina ou Lamotrigina na ausência de "antidepressivos".

2. Ensaio (tentativa) sem nenhum "Antidepressivo".

3. Adicione[103,104] ou mude para um segundo EH (Lítio, Divalproato, Carbamazepina ou Lamotrigina, dependendo do estado de humor) ou um AA (Antipsicótico Atípico), aumento da tireóide ou psicoterapia.

4. Adicione (ou mude para outro) AA, um segundo ou terceiro EH, aumento da tireóide, psicoterapia, óleo de peixe/ômega-3 ou medicação auxiliar (por exemplo, zolpidem ou zopiclone ou lorazepam ou outro sedativo-hipnótico para insônia, ou benzodiazepínicos ou gabapentina para ansiedade e/ou insônia).

5. Adicione (ou mude para outro) AA, terceiro ou quarto EH, Quetiapina XRO, olanzapina, combinação de olanzapina-fluoxetina, otimização da tireóide, lurasidone, psicoterapia, pramipexol, modafinil, óleo de peixe/ômega-3, AD unipolar (UAD/convencional AD), haloperidol ou outros antipsicóticos mais antigos, ou medicação auxiliar (como em #4 acima) ou hospitalização com ou sem ECT (Eletroconvulsoterapia).

Agora que já descrevemos um modelo geral ou genérico, explicaremos como ele pode ser modificado para as diferentes fases da doença.

B. "Episódio depressivo Bipolar DSM-IV-TR;"[24] e Episódio Depressivo Misto (DMX):

Consulte também o Capítulo 5, "Misto," e veja como, na minha opinião, o amplamente utilizado DSM-IV-TR[24] fatia o bolo de uma forma inútil. Ele fornece uma fatia muito pequena do bolo para episódios mistos e uma fatia muito grande para o que ele chama de depressão bipolar.

O tratamento do DMX pode envolver o uso precoce no modelo acima de tratamento sequencial dos medicamentos susceptíveis de serem eficazes para episódios mistos com um tom depressivo, incluindo Lamotrigina, Quetiapina, Olanzapina, Lítio, ou possivelmente Lurasidona ou Ziprasidona[218] (os AD Bipolares).[5,6,28,61,102,213,215,216,21]

Depois de 5 episódios de humor, ou de 5 a 10 anos de doença, os pacientes estão no curso final da doença (Capítulos 4 e 5) e apenas cerca de 15% a 20% dos pacientes que procuram um psiquiatra neste ponto estão sofrendo de depressão bipolar pura, em comparação com cerca de 40% dos pacientes com Episódios Depressivo Mistos. Pode-se esperar que o Episódio Depressivo Misto (DMX) piore razoavelmente com o tratamento com AD convencionais.[13,68]

C. Depressão Bipolar Pura

Na abordagem do tratamento baseado na ciclagem-e-recorrência (TBCR), os pacientes são geralmente mantidos com um ou mais dos EH tradicionais (Lítio, Divalproato, Carbamazepina ou Lamotrigina), com ou sem um AAP, dada a ausência de ADs. No caso de se perceber que o paciente tem predominantemente episódios depressivos, ou desenvolve um episódio depressivo bipolar puro durante o curso do tratamento, o médico que se baseia na ciclagem e recorrência deve tentar manter o tratamento e uma visão de longo prazo em mente[33,43,143,190] enquanto passa por uma lista mental das opções eficazes mais prováveis, como:

1. O paciente teve um ensaio adequado de Lítio na ausência de ADs? Por que Lítio? Porque, conforme descrito no capítulo 8 acima, Lítio fornece de leve a moderada proteção contra a recaída em depressão,[4,5,6,7,167,187,190,198] e o Lítio é a medicação anti-suicídio mais potente conhecida pelo homem.[105,163-166]

2. O paciente teve ensaio adequado com Lamotrigina na ausência de medicação AD? Lamotrigina merece consideração porque fornece uma forte proteção contra a recaída na depressão bipolar.

3. Já tentamos o AA Quetiapina XRO em doses de 300 a 600 mg à noite na ausência de antidepressivos? Isto deve ser considerado porque tem demonstrado eficácia e aprovação do FDA para uso na depressão bipolar aguda.

4. Olanzapina ou Lurasidona foram tentados na ausência de antidepressivos? Olanzapina foi, até recentemente, a única opção de AA com eficácia demonstrada para depressão bipolar aguda.[102,213,214] Há também algumas evidências de proteção contra a recaída depressiva.[190]

Pesquisadores apresentaram, só muito recentemente, estudos "duplo-cego", isto é, de placebos controlados, mostrando a eficácia da Lurasidona (Latuda) na depressão bipolar, seja sozinho[213,215] ou quando adicionado ao Lítio ou Divalproato.[213,216]

5. Foi dado um julgamento adequado para a otimização da Tireóide? Estudos têm demonstrado que pacientes com hipotireoidismo muito suave, ou mesmo níveis de hormônio tireoidiano circulante normal, com valores de TSH em torno de 4 têm uma maior taxa de depressão (e possivelmente piores oscilações) do que pacientes com valores de TSH em torno de 2.[144] Valores de TSH entre 2 e 4 são totalmente normais, mas um valor de 4 indica um pouquinho menos de hormônio tireoidiano circulando, e isto parece levar a uma vulnerabilidade maior à depressão bipolar. Surpreendentemente também, como mostrado nas Tabelas 9.1–9.4 abaixo referindo-se ao estudo feito por Post e outros para medir as taxas de sucesso do tratamento em 525 pacientes bipolares, a inclusão de medicamentos para a tireóide foi a segunda ou terceira intervenção de tratamento de maior sucesso! Talvez nós devêssemos considerar isto com

um pouco mais de frequência.

6. Independentemente dos tratamentos com medicação, nós devemos certamente considerar a psicoterapia, incluindo aquelas destinadas a restaurar o ciclo sono-vigília normal e ritmos circadianos (ritmos biológicos diários) e estabelecer a "regularidade de estilo de vida", tais como TIPRS (Terapia Interpessoal e do Ritmo Social).[86,144,153] Nós também podemos incluir tratamentos que podem ser usados como parte de estratégias cuidadosamente concebidas para restabelecer o ciclo sono-vigília normal, tais como a privação do sono e terapia de luz.

Podemos considerar tentar tratamentos alternativos ou mais recentes, como o ômega-3 / óleo de peixe (que tem "fortes evidências" na diminuição dos sintomas depressivos),[153] ou o Pramipexol.[195,196,197]

7. Se nenhuma das opções acima foram bem sucedidas, deve-se considerar tratamentos mais agressivos, incluindo a combinação de olanzapina-fluoxetina que tem demonstrado eficácia e tem aprovação da FDA para o tratamento da depressão bipolar. Outras medidas mais agressivas incluem internação psiquiátrica, que precisa ser considerada em qualquer ponto quando o paciente mostrar risco para si ou para outros. O tratamento eletro-convulsivo (ECT), que é um tratamento poderoso e altamente eficaz para a depressão bipolar, deve ser considerado em conjunto com a hospitalização.[5,133]

8. Tenha em mente que cerca de 1 em cada 6 pacientes mostrou manter melhor estabilidade a longo prazo, quando um AD convencional é incluído na prescrição, e se isto está claramente demonstrado em um determinado paciente, o antidepressivo deve definitivamente ser incluído. Como você pode ver, no entanto, existem várias estratégias com melhores taxas de sucesso que podem ser consideradas antes de se adicionar um antidepressivo.

Se o paciente estiver tomando AD por vários meses ou anos, e ainda apresente episódios de humor graves ou uma falha em atingir a estabilidade,[18,20] pode ser muito menos provável que o paciente seja um dos "1 em cada 6" que se beneficia no longo prazo com os antidepressivos. Então, deve-se considerar a possibilidade de que os antidepressivos sejam parte do problema, em vez de parte da solução.[134]

Após uma meticulosa revisão e discussão, o paciente e o médico que o está tratando podem, em alguns casos, decidir afilar e descontinuar os antidepressivos, lenta e cuidadosamente, em um período de meses. Uma vez que, com cautela, o episódio de humor é caracterizado e uma descontinuação muito gradual do antidepressivo é iniciada, os estabilizadores de humor tradicionais começam a ter uma melhor chance de funcionar.

Até mesmo mais cedo no processo, muitos pacientes experimentam uma melhora significativa em sua estabilidade do humor, incluindo, surpreendentemente, uma gradativa e constante diminuição da depressão.

Durante o processo de afilamento e descontinuação dos antidepressivos, o médico e o paciente devem circular sistematicamente e pacientemente pelos 4 EH tradicionais, com ou sem as AA e pelas várias combinações das 2 classes de medicamentos acima, se necessário. Assim que eu e meus pacientes progredimos através deste processo, os episódios depressivos mais graves desaparecem completamente em cerca de metade dos pacientes, ao mesmo tempo em que vão sendo progressivamente diminuídas as doses dos AD unipolares.[28,61]

Se episódios depressivos completos puros ainda ocorrerem, pode-se então continuar o EH, com ou sem as AAPs, e sequencialmente e sistematicamente alternar através dos ADs[28,61] Bipolares Lamotrigina, Quetiepina, Olanzapina, Lítio e talvez Lurasidona.[5,6,28,61,102,190,213] Pode-se também considerar, certamente, a otimização da Tireóide ou a combinação de Olanzapina-fluoxetina ou possivelmente Ziprasidona.[218] O uso específico da combinação Olanzapina-Fluoxetina (OFC, Simbyax) tem uma melhor prova de eficácia do que qualquer um dos antidepressivos unipolares.[102,128] Às vezes, meus colegas me perguntam qual a vantagem da combinação que a Olanzapina-Fluoxetina (OFC, Simbyax) tem sobre qualquer outra combinação de AA com AD.

Há, pelo menos, três (vantagens):

1.Nós temos estudos convincentes, com a aprovação da Food and Drug Administration (FDA), para comercialização nos Estados Unidos, que OFC é eficaz para a depressão bipolar, e não temos nenhum estudo que demostre com a mesma convicção que qualquer das muitas outras combinações possíveis para a depressão bipolar tem eficácia.

2. A Olanzapina é um, dos apenas dois ou três AAs, que tem demonstrado eficácia contra depressão bipolar por conta própria, sem combiná-lo com qualquer outro medicamento.[102,190,213,214] Quetiapina XRO é outra. Estudos muito recentes sugerem que Lurasidona possa ser o terceiro.[213,215] Outros antipsicóticos mais novos têm sido testados, mas até agora falharam, com excessão do uso de Ziprasidona para tratar episódio misto depressivo.[218]

3. A partir dos ensaios clínicos de Olanzapina-Fluoxetina em Combinação, geramos dados específicos sobre a eficácia, segurança e riscos do uso destes dois medicamentos juntos em pacientes com Transtorno Bipolar, e não temos esses dados para qualquer uma das outras inúmeras combinações possíveis.

Se o paciente tem uma história de uma resposta muito positiva inicial para um dos ADs convencionais, o médico pode considerar seu uso por 2-3 meses (ou menos se provocar piora das oscilações), seguido por uma descontinuação bem lenta ao longo de várias semanas, ou até mesmo meses. Se o AD convencional revela-se mais útil a longo prazo e, verdadeiramente, não piorar as oscilações no longo prazo neste paciente, o AD convencional provavelmente deve ser continuado na combinação de remédios a longo prazo.[10,15] Uma anotação muito visível deve ser feita na ficha do paciente, visto que observamos este resultado apenas em cerca de 1 paciente em 6, e o tratamento deste paciente pode ser substancialmente diferente da maioria dos outros.

Há um grande número de tratamentos para a depressão bipolar, além de antidepressivos convencionais. Estes outros tratamentos, que não incluam o uso de AD, são apoiados por uma variedade de evidências. A maioria destas é explicada na forma de um caso (consulta), conforme descrito por Robert Post, M.D. e Gabriele Leverich, M.S.W., no capítulo 35 de *Treatment of Bipolar Illness, A casebook for Clinicians and Patients*.[133]

D. Episódios Maníacos ou Maníaco/Mistos:

Como observado acima e no capítulo 5, "Misto," a descrição do DSM-IV-TR amplamente usada, mas estreitamente definida, dá aos episódios mistos uma fatia do bolo muito pequena. Apenas cerca de 5% ou menos dos pacientes chegam no consultório do psiquiatra com um episódio misto como o definido pelo DSM-IV-TR.[24]

Em vez disso, depois de 5 episódios de humor, ou de 5 a 10 anos de doença, quando os pacientes estão no curso final da doença, cerca de 10% dos pacientes que chegam a um psiquiatra ou outro médico irá apresentar episódio maníaco puro e cerca de 30% apresentará Episódio Maníaco Misto (MMX), ou seja, um episódio misto com predomínio de sintomas maníacos.

Ambos estes padrões de episódios irão responder relativamente bem ao tratamento genérico apresentado acima em **A**. Embora, na medida em que o paciente tenha sintomas graves, descontrole, insônia grave, etc., talvez seja necessário considerar a possibilidade de internação. Há também a possibilidade de começar um AA simultaneamente com o EH primário logo no início do tratamento, visando um controle clínico mais rápido.

E. Episódio Misto DSM-IV-TR[24] Puro:

Visto que os critérios são extremamente exigentes (exigindo tanto o grupo de sintomas maníaco completo quanto o padrão de sintomas depressivos completo, quase todos os dias durante uma semana), este padrão de sintoma é provável de ocorrer em apenas cerca de 5% dos pacientes bipolares do mundo real. Se encontrar esta síndrome pura, é provável que responda melhor à estratégia **A** inicial descrita acima. Se, após o bem sucedido controle dos sintomas maníacos e mistos, alguns sintomas depressivos persistirem, deve-se, em seguida, considerar aplicar as estratégias **B** descritas acima, que nesse ponto, podem ser bem sucedidas. ADs Unipolares, no entanto, são pouco prováveis de ajudar e podem agravar essa condição.[13,68]

Uma segunda abordagem para o tratamento do Transtorno Bipolar, com o qual iremos comparar as abordagens deste capítulo, é o Tratamento Usual (TU). Como você verá, há um forte contraste deste tratamento com o modelo de tratamento sequencial descrito acima. TU é geralmente uma estratégia de tratamento baseada na polaridade (ver capítulo 3) que depende fortemente da utilização dos medicamentos AD e em segundo lugar dos antipsicóticos (principalmente os AA), tanto a curto como a longo prazo.[8,9]

Curiosamente, o TU geralmente omite ou evita os medicamentos consistentemente demonstrados como sendo mais eficazes no tratamento do Transtorno Bipolar a longo prazo, o tradicional EH. Muitos clínicos veem os EH tradicionais como "tóxicos", ou perigosos.

Na verdade, existem alguns riscos médicos associados com os EH tradicionais, embora, com formação adequada, os médicos possam certamente aprender a lidar com esses riscos, monitorá-los e gerenciá-los com bastante segurança.[1] Infelizmente, esses agentes têm sido amplamente esquecidos e, injustificadamente, caíram em desuso ao longo dos últimos 10 a 15 anos, o que, por conseqüência, limitou a disponibilidade de informação sobre seu uso.

Se olharmos a longo prazo, os AAs e ADs que os médicos (TU) prescrevem como alternativa são, na verdade, provavelmente mais arriscados do que os EH. Os AAs estão associados com efeitos colaterais metabólicos, tais como o ganho de peso, diabetes e aumento de colesterol e triglicérides. Essas alterações podem aumentar o risco de complicações cardíacas e dos vasos sanguíneos, tais como ataques cardíacos e derrame. Os AAs também trazem um pequeno risco de um distúrbio de movimento indesejado, duradouro e às vezes permanente (discinesia tardia).

Os antidepressivos, por outro lado, têm uma probabilidade muito alta de não oferecer nenhuma melhora na condição do paciente. Em geral são mais propensos a agravar o curso do Transtorno Bipolar do que melhorá-lo.[13,39,68] O agravamento da bipolaridade do paciente pode levar ao suicídio, ou mais comumente a perda de empregos, a destruição de relacionamentos e incapacidade funcional, muitas vezes, por décadas.

Além de momentos de crises agudas, as abordagens eficazes de oscilações e recorrências, por outro lado, geralmente começam com

---

1 Frederick Goodwin, M.D., descreveu isso de maneira simples a respeito de um dos estabilizadores de humor mais efetivos, afirmando: "Se você não sente-se confortável prescrvendo Lítio, talvez não deve estar tratando Transtorno Bipolar". [100]

um dos "três grandes" estabilizadores de humor: Lítio, Divalproato ou Carbamazepina.[5,6,98,99] Em muitos pacientes com Transtorno Bipolar tipo II, o mais recente EH Lamotrigina pode ser um ponto de partida muito razoável. Uma das questões mais importantes no tratamento inicial do paciente é encontrar qual EH tradicional é o mais útil e bem tolerado como medicação principal do seu tratamento.

Como todos os tratamentos, o MSs também tem seus riscos, para os quais o médico deve estar atento, como os listados a seguir.

O Lítio requer que o paciente disponibilize, periodicamente os níveis sanguíneos de Lítio e exames de sangue, bem como testes de função renal e função tireoidiana. Estes parâmetros podem ser acompanhados com exames regulares de sangue. Para avaliação de função renal podem exigir testes de urina. O uso de Lítio não é aconselhável em pacientes com perturbações do ritmo cardíaco, nem com diuréticos, uso de anti-hipertensivos Inibidores da Ezima Conversora de Angiotensina (IECA), ou drogas anti-inflamatórias não-esteróides (AINES). O Lítio é considerado classe D na gestação, ou seja, está associado com defeitos de nascimento conhecidos. É, no entanto, provavelmente o mais seguro do três grandes EH durante a gravidez.[148]

Divalproato de Sódio requer avaliação periódica de testes de função hepática. Assim como com Lítio e Carbamazepina, o Divalproato é também considerado categoria D na gravidez, ou seja, é associado com um risco conhecido de defeitos de nascimento. Divalproato, no entanto, tem um risco um pouco maior de defeitos congênitos graves, tanto que não é recomendado ainda para mulheres em idade fértil na Grã Bretanha.[108] Divalproato também tem um risco um pouco maior de ganho de peso do que o Lítio ou Carbamazepina.

A Carbamazepina tem um risco de aproximadamente 1 em 1.000 de rash (erupção cutânea) perigoso (o mesmo que a Lamotrigina), e este risco com Carbamazepina parece ser maior em pacientes de ascendência do Sul da Ásia. Também é considerada classe D na gravidez e pode interferir na eficácia das pílulas anticoncepcionais. Portanto recomenda-se para as pacientes que tomam anticoncepcionais que discutam isto com seu ginecologista ou outros médicos que prescrevam anticoncepcionais. É importante monitorar os níveis sanguíneos de Carbamazepina, o hemograma completo e certos elementos químicos, em particular o sódio, em pacientes tratados com esta medicação. Por outro lado o ganho de peso com esta medicação é geralmente neutro.

Lamotrigine tem o risco acima mencionados 1 em 1.000 de *rash* (erupção cutânea) perigoso, e é neutro com relação ao ganho de peso.

Um estudo recente avaliou diversos tratamentos e medicamentos que os pacientes estavam tomando para controlar o Transtorno Bipolar.[41] Os pesquisadores descobriram que combinações de medicação enxutas continham um ou mais dos "três grandes" EH tradicionais citados acima, e as prescrições maiores continham ADs e antipsicóticos,[41] o "arroz com feijão" do tratamento baseado na polaridade.

Pode-se argumentar que, se os medicamentos usados inicialmente com um paciente são eficazes, o médico tem que adicionar menos substâncias, mas se os primeiros medicamentos são ineficazes ou possivelmente até mesmo pioraram as coisas, o médico irá se sentir obrigado a tentar a adição de outros medicamentos, levando assim a uma maior combinação de medicamentos.[m] Nesta situação, contudo, torna-se difícil saber qual medicação, se é que alguma está, na verdade, fornecendo benefício a longo prazo.

Sabendo que o Transtorno Bipolar é uma doença de longo prazo, pode ser muito útil olhar quais medicamentos são bem sucedidos em ajudar os pacientes a entrar em períodos estáveis de recuperação por longos períodos de tempo.[18,20,143,190]

Felizmente, o *Stanley Foundation Bipolar Network*/Grupo de Rede Colaborativa Bipolar (SFBN/BCN, ver capítulo 2) informou recentemente, em um estudo de 525 pacientes bipolares seguidos por uma média de 2,72 anos, que analisou esta questão.[20] Eles relataram as taxas de sucesso de vários medicamentos. Os medicamentos de sucesso, quando foram adicionados à lista de medicamentos dos pacientes, levaram a 6 meses ou mais de melhora substancial. Esta melhora, sustentada por aqueles que responderam, foi de uma média de 17,8 meses.

---

m Outra característica do tratamento baseado na polaridade é a tendência frequente de se adicionar medicações, ao invés de compreender que algumas medicações não estão ajudando e substituí-las. (Veja o Capítulo 15). Isto acarreta em prescrições que vão ficando cada vez maiores, mas não necessariamente melhores.

Na tabela 9.1 abaixo, encontramos as taxas de sucesso observadas dos medicamentos utilizados no Transtorno Bipolar, como listado no estudo acima SFBN/BCN.20 Ao olhar para a tabela 9.1 abaixo, você verá que os médicos que operam a partir da abordagem de ciclagem e recorrência estão, principalmente, utilizando medicamentos #1, 2, 3, 4, 5 e 7 (antipsicóticos mais novos), conforme mostrado na tabela 9.1:

Taxas de sucesso de várias Subclasses de medicamentos e medicamentos individuais, que levaram a melhora substancial durante 6 meses ou mais em um ensaio clínico naturalístico.[20]

Tabela 9.1, Abordagem Baseada na Ciclagem e Recorrência

		Subclasse de Medicamento ou Medicamento Individual:	Taxa de Sucesso:
	1	Lítio	49,3%
	2	Carbamazepina	39,7%
	3	Medicamento da Tireóide (T3 ou T4)	35,9%
	4	Divalproex/Valproate	34,8%
	5	Lamotrigine	24,8%
	6	Antidepressivos SSRI	21,9%
(empate)	7	Novos antipsicóticos	20,7%
(empate)	7	Benzodiazepínicos	20,7%
(empate)	7	Trazodone	20,7%
	10	Bupropion	19,1%
	11	Topiramate	18,0%
	12	Gabapentina	17,0%
	13	Outros Antidepressivos	16,8%

Agora vamos copiar a mesma informação exata da tabela 9.1 acima, e exibi-la novamente como tabela 9.2 abaixo, mas desta vez destacaremos, na mesma lista, os medicamentos mais prescritos por médicos que se baseiam na polaridade, ou seja, medicamentos #6, 7 (antipsicóticos mais recentes,os AAPs), 7 (Trazodona), 10 e 13, conforme mostrado na cor cinza na tabela 9.2.

Taxas de sucesso de várias subclasses de medicamentos e medicamentos individuais, que levaram a melhora substancial durante 6 meses ou mais em um ensaio clínico naturalístico.[20]

Tabela 9.2, Abordagem baseada na Polaridade

		Subclasse de Medicamento ou Medicamento Individual:	Taxa de Sucesso:
	1	Lítio	49,3%
	2	Carbamazepina	39,7%
	3	Medicamento da Tireóide (T3 ou T4)	35,9%
	4	Divalproex/Valproate	34,8%
	5	Lamotrigine	24,8%
	6	Antidepressivos SSRI	21,9%
(empate)	7	Novos antipsicóticos	20,7%
(empate)	7	Benzodiazepínicos	20,7%
(empate)	7	Trazodone	20,7%
	10	Bupropion	19,1%
	11	Topiramate	18,0%
	12	Gabapentina	17,0%
	13	Outros Antidepressivos	16,8%

Como se pode ver na primeira exibição da tabela acima, tabela 9.1, da abordagem ciclagem e recorrência, a estratégia do modelo de tratamento sequencial descrita anteriormente neste capítulo foi selecionada a partir os medicamentos com as mais altas taxas de sucesso que conduziram a recuperação sustentada de 6 meses ou mais.

Fundamentos para o tratamento bem sucedido do Transtorno Bipolar.

Capítulo 10

Descontinuando os Antidepressivos: Mais Arte que Ciência

Lembre-se, se você quer fazer alteração em qualquer aspecto do seu tratamento, você precisa discutir isso com seu próprio médico. Quaisquer alterações potenciais precisam ser gerenciadas sob a orientação e direção dele.

Caso clínico 10.1: Libertação aparentemente surpreendente de 30 anos de depressão.

Uma mulher de aproximadamente cinquenta anos veio me procurar para uma consulta de "última chance", antes de desistir e se consultar com o agente funerário. Ela sofria de depressão desde seus 20 anos de idade, e esteve sob tratamento psiquiátrico com vários psiquiatras desde o início de seus 30 anos, os quais haviam lhe medicado antidepressivos e uma tropa de outros medicamentos. Ela tinha sido hospitalizada várias vezes sem nenhum benefício duradouro.

Por volta dos seus 40 anos, seu diagnóstico foi alterado de depressão maior para Transtorno Bipolar e sucessivos médicos tentaram adicionar vários estabilizadores de humor e alguns potenciais estabilizadores como Topiramato à sua prescrição de antidepressivos e antipsicóticos. Mas os médicos nunca, no decorrer de seu tratamento de mais de 25 anos, tentaram o tratamento com estabilizadores de humor sem antidepressivos.

Ela chegou até mim totalmente desanimada e sem esperança. Quando perguntei sobre seus sintomas diretamente e em detalhes, ela descreveu sintomas depressivos graves e também sintomas maníacos graves. Ou seja, ela estava no meio de um episódio bipolar misto relativamente grave.[24] Quando perguntei a sua história de vida completa dos episódios de humor em detalhes, ela descreveu, pelo menos, dois episódios bem convincentes de hipomania no final da adolescência, que seus outros médicos tinham aparentemente deixado passar despercebidos na investigação. Ou seja, na verdade, seu Transtorno Bipolar começou na adolescência, porém como muitas vezes acontece, isso não foi diagnosticado até muitos anos mais tarde.[58, 63-66,146,201,202]

Ela, então, teve episódios maníacos mais graves por volta dos seus 40 anos, levando a uma eventual mudança no diagnóstico para Transtorno Bipolar. Ela estava impotente e convencida de que era um caso perdido e que nada poderia ser feito, mas ela veio de qualquer maneira, quase sem nenhuma esperança. Em sua consulta inicial, estava usando sete medicamentos psiquiátricos, incluindo dois antidepressivos convencionais.

Um dos meus impulsos iniciais foi remover a maioria dos sete medicamentos psiquiátricos que ela estava tomando, já que sua prescrição de medicação parecia um pouco complicada e misteriosa. Depois de discutir isso em alguns detalhes com a paciente, no entanto, decidimos por um tipo diferente de experiência clínica.

Pacientes no curso tardio do Transtorno Bipolar, ou seja, com vários episódios de humor ou vários anos de doença (e esta paciente tinha mais de 35 anos de doença bipolar), geralmente descrevem os mesmos sintomas que esta paciente havia descrito, ou seja, ciclagem rápida ou pior,[n] episódios mistos e uma experiência muito mais consciente destes sintomas como "depressão" (ver também os capítulos 4 e 5).

É interessante como eles tendem a descrever isso como "depressão"

---

n Ciclagem Rápida[24] se refere a doença Bipolar com 4 ou mais episódios completos de humor dentro do período de um ano. Muitos pacientes no curso tardio, entretanto, sofrem ciclos ainda mais frequentes. Pode ser que tenham ciclagem ultra rápida (4 ou mais episódios de humor dentro de uma semana), ciclagem ultradiana (com múltiplos episódios ocorrendo dentro do mesmo dia), ou talvez ainda mais comumente, Episódio Misto com Flutuação Rápida do Humor (Figura 4.4).

em vez de "mania", e como eles também descrevem (quando perguntados) insônia grave, irritabilidade, pensamentos rápidos, distraibilidade, impulsividade, nervosismo e ansiedade. Experimentam bastante alguns sintomas de excesso de ativação, ou seja, sintomas maníacos significativos como parte de um estado misto.

As únicas intervenções medicamentosas, na minha experiência, que parecem ajudar os pacientes no curso final do Transtorno Bipolar são: 1) a adição de estabilizadores de humor e 2) a diminuição dos antidepressivos convencionais.

Em geral, na maioria dos casos, a remoção da medicação antidepressiva parece ser absolutamente necessária para o sucesso.

A paciente e eu, portanto, decidimos não tocar em nenhum de seus outros medicamentos, mas apenas passar os próximos meses retirando os dois antidepressivos. Como eu tinha visto repetidas vezes meus pacientes bipolares ficarem melhor sem eles, nós poderíamos ter sucesso ao removê-los.

Removê-los provou ser complicado nos pacientes anteriores, e parecia funcionar melhor quando feito muito, muito lentamente e pacientemente, ao longo de um período de 8 a 12 meses, especialmente se estivessem tomando anti-depressivos durante anos.

É muito importante explicar o objetivo final para os pacientes (de tirar totalmente os antidepressivos) e também alertá-los de que podem se sentir "para baixo" ou experimentar outros sentimentos um pouco perturbadores nos primeiros 5 a 10 dias após a redução de cada dose. Eu explico que muitos destes sintomas são, na verdade, apenas sintomas leves de abstinência e que, na maioria das vezes, vão passar depois de uma semana. Basta saber onde estamos indo (o objetivo) e o que esperar, para que os pacientes fiquem muito mais confortá-veis durante este processo.

Então, voltando ao nosso caso, deixamos todos os outros medicamentos na prescrição da minha paciente e só muito gradativamente reduzimos os dois antidepressivos durante os 11 meses seguintes. Ela não teve grandes dificuldades com isso e, na verdade, mostrou melhora lenta e constante com redução gradual da sensação de depressão, redução da ansiedade ao longo deste tempo, além de uma gradual e crescente sensação de calma.

Na sua primeira consulta após tirarmos completamente os antidepressivos, ela tinha ido de seu estado inicial muito inquieto, nervoso, extremamente desanimado para outro estado extremamente calmo, relaxado e com um sorriso muito fácil, que eu nunca tinha visto nela antes. Ela não tinha mais a sensação de qualquer tipo de depressão. Todos os sintomas maníacos e depressivos tinham ido de grave para mínimo ou tinham desaparecido completamente.

Embora novamente eu tenha ficado tentado a remover alguns de seus medicamentos por causa da aparentemente grande lista de medicamentos, decidi deixar tudo igual, sem os antidepressivos, e nos 19 meses seguintes permaneceu totalmente livre de episódios de humor, uma situação que ela nunca tinha experimentado antes em seus 30 anos de tratamento prévio.

Então tentamos reduzir um dos dois remédios antipsicóticos por causa de uma potencial interação medicamentosa. Ela então começou a experimentar os sintomas maníacos, mas prontamente ligou para meu consultório. Nós retomamos sua dose prévia maior e mais eficaz do medicamento antipsicótico, com redução rápida dos sintomas maníacos. Em seguida, retornou ao humor estável sem nenhum episódio de humor grande por vários meses.

Ainda não existem estudos e há muito pouca informação sobre como fazer a descontinuação e remoção de medicamentos antidepressivos em pacientes bipolares. Isso parece bastante surpreendente, visto que esta parece ser uma das mudanças mais importantes.

Quando se olha o tópico da redução do antidepressivo, encontram-se informações sobre como reduzir os antidepressivos durante vários dias à semanas, a fim de evitar a síndrome de abstinência dos ISRS (inibidores da recaptação da serotonina), que envolve sentimento nebuloso, tonto, fraco e agitado, com possível dor de cabeça, náuseas, vômitos ou diarreia, quando os antidepressivos SSRI ou SNRI (inibidor seletivo, serotonina e noradrenalina de recaptação) são reduzidos "bruscamente".[132] Podemos encontrar vários relatos de casos, na retirada abrupta de antidepressivo, que desencadeiam episódios maníacos em pacientes bipolares.[192,193] No entanto, como diz uma nota recente de artigo, "reduzir gradualmente antidepressivos é mais arte do que ciência porque não temos informações controladas para apoiar qualquer prescrição particular de desmame ou retirada."[132]

Pelo menos especialistas em Transtorno Bipolar recomendam uma redução um pouco mais gradual dos antidepressivos durante semanas a meses para pacientes bipolares.[107] Na minha experiência, ao tentar descontinuar os antidepressivos dos pacientes bipolares ao longo de semanas, me pareceu que conduzi o paciente a re-experimentar sentimentos de mau humor descritos pelo paciente como "depressão", especialmente se o paciente estivesse tomando antidepressivos durante anos. Se, entretanto, eu alertar o paciente para a possibilidade de alguns dias de sensações desagradáveis e temporárias, geralmente gerenciáveis, a cada redução de dose, e depois descontinuar a medicação muito lentamente ao longo de vários meses, muitas vezes temos sucesso em tirálos da medicação antidepressiva por completo. Ocasionalmente, como nos casos clínicos de 15.2 e 17.1, reduções mais bruscas podem ser bem sucedidas.

Em um número menor de casos, encontramos que o paciente é provavelmente aquele de 1 em cada 6 pacientes que fica melhor permanecendo com uma medicação antidepressiva, mas eles são, no entanto, um pouco mais calmos e mais estáveis com uma dose mais baixa da medicação antidepressiva, em relação a que estavam tomado antes. Para aqueles que parecem significativamente melhor com sua dose total prévia de medicamento antidepressivo, nós simplesmente tomamos nota e prosseguimos enquanto esta opção continuar a funcionar melhor para eles.

Quando criei este tópico com especialistas de Transtorno Bipolar na Conferência Internacional da Sociedade Internacional de Transtorno Bipolar, em Pittsburgh, em junho de 2011, ninguém viu qualquer objeção para suspender gradativamente, em intervalos de 6 a 12 meses, medicamentos antidepressivos em pacientes bipolares, especialmente se o paciente tem tomado antidepressivos durante vários meses ou por anos. Esta é a estratégia que eu encontrei para trabalhar melhor com meus próprios pacientes ao longo dos últimos anos. O estudo sistemático nesta área é sempre bem-vindo e pode nos fornecer pistas e orientação para um maior sucesso.

CALM SEAS

Seção C:

A relação de tratamento e outras questões chave.

Capítulo 11

Descobrindo a história do transtorno de humor em cada paciente.

Estabelecer um forte relacionamento com o paciente (e, se for caso, com sua família ou uma pessoa próxima), começando na primeira sessão, é tão impor-tante em se tratando do Transtorno Bipolar, como é com qualquer outro tratamento em psiquiatria. Sem isso, o diagnóstico tem uma probabilidade menor de ser preciso e o tratamento é mais propenso a falhar.

A menos que o paciente venha com um claro e convincente diagnóstico de Transtorno Bipolar, é importante começar a entrevista com um comportamento profissional e caloroso, e com um foco muito amplo para ouvir, perguntado por exemplo: "Como posso ajudar?"; ou dizendo: "Por favor, me diga o que está incomodando você".

Enquanto o paciente vai contando a sua história, o médico vai ouvindo com cuidado, **verticalmente** ou **de cima para baixo** (com relação a gravidade e a urgência da desordem) como o distúrbio se desenrola ao longo do tempo. Também vai ouvindo cuidadosamente a natureza dos sintomas, e vai relacionando com as diferentes classes de transtornos, para ver qual classe de desordens se encaixa melhor com a condição que o paciente está descrevendo.

Gradualmente, fica claro que tipo de distúrbio o paciente está sofrendo, por exemplo, transtorno do humor vs transtorno psicótico vs transtorno de personalidade vs transtorno de ansiedade vs transtorno cognitivo. Uma vez que o transtorno é descoberto (nem sempre na primeira ou nas duas primeiras sessões), o médico passa a relacionar a historia que ouve com os sintomas dentro da classe de transtorno, para ver se o padrão de um transtorno específico se encaixa firmemente.

Na medida do possível, é melhor deixar o paciente contar sua história sem muita interrupção. Se, no entanto, o paciente queixa-se de um distúrbio de humor significativo e muito perturbador, e a história inicial oferece suporte para isso, então passa a ser tão ou mais importante que a historia atual focar a busca em sintomas de humor recentes e uma completa história de vida dos episódios de humor, desde o começo de seus primeiros sintomas de humor principais.

Muitas vezes estes sintomas começaram na infância ou adolescência. Sem ouvir, gravar e compreender a história completa de humor durante a vida, os sintomas do episódio atual podem ser mal interpretados e o transtorno de humor pode ser diagnosticado incorretamente.

Agora, alguns médicos podem achar que tentar obter o histórico de humor precocemente pode implicar num direcionamento excessivo da entrevista, em detrimento de ouvir, com detalhes consideráveis, as lutas de vida atual do paciente.

Por outro lado, uma primeira entrevista com o psiquiatra não é completamente diferente do exame oral de certificação do Conselho Americano de Psiquiatria e Neurologia.

Neste exame, um candidato à psiquiatra entrevista um paciente psiquiátrico na presença de dois psiquiatras examinadores. Se o psiquiatra que está entrevistando deixar escapar um aspecto de um transtorno psiquiátrico grave potencialmente incapacitante ou fatal, tal como síndrome cerebral orgânica, vício ativo e fora de controle em drogas ou álcool, esquizofrenia ou Transtorno Bipolar (ver capítulo 12), ele provavelmente reprovará no exame. Se um médico falhar em diagnosticar qualquer um destes transtornos na sua prática clínica, é provável que também irá falhar em fornecer uma assistência razoável para o paciente.

Parte do motivo pelo qual alguns médicos podem sentir receio de investigar a história completa de humor, durante a primeira ou duas primeiras consultas, é que isto pode ser visto como uma falha em ouvir as preocupações do paciente. Assim, a abordagem que eu descrevo aqui, mais claramente, se justifica se o paciente identifica episódios de humor como uma das principais fontes de sua aflição. Se ele o fizer, então, não explorar os episódios de humor ao longo da sua vida pode causar uma falha ainda maior na compreensão.

Os pacientes são muito claros ao descreverem suas percepções sobre seus médicos, uma vez que eles, incluindo seus psiquiatras ao longo dos anos, compreendam a natureza de suas lutas emocionais. Por esta razão, eu sou muito direto ao pedir que meus pacientes me corrijam se eu estou entendendo mal o que eles estão me explicando. Eu assinalo para eles, e para a pessoa de apoio mais próxima se estiver presente, que eu só estou começando a conhecê-los. Eles precisam contar e explicar bastante coisa para que eu possa entender melhor a natureza de suas aflições e inquietações.

CALM SEAS

Capítulo 12

Visão de cima para baixo: O Tema Raramente Discutido, Mas Absolutamente Essencial do Diagnóstico Hierárquico
(Diagnóstico por Ordem de Classificação)

Caso 12.1

Uma jovem de 20 anos, supostamente frequentando a faculdade, mas aparentemente mais preocupada com a vida noturna no campus, procurou um psiquiatra depois de quatro ensaios com antidepressivos falharem e pediu ao psiquiatra para ajudá-la em uma tentativa com outro antidepressivo. Uma história razoavelmente detalhada dos episódios e sintomas de humor atuais claramente indicavam que, se a paciente tinha um transtorno de humor primário separado do seu abuso de álcool, este transtorno de humor era o Transtorno Bipolar, ao invés de transtorno depressivo maior. (Abuso ativo de álcool ou drogas torna difícil diagnosticar alguma coisa, incluindo transtornos do humor).

A paciente não mostrou nenhum interesse real no questionamento do psiquiatra sobre considerar manter a sobriedade e iniciar a recuperação com os Alcoólicos Anônimos. Como você verá abaixo, sem o sucesso do tratamento mais urgente do abuso de álcool e do provável Transtorno Bipolar, as tentativas de tratar os sintomas depressivos estariam fadadas ao fracasso.

Um aspecto importante para compreensão dos transtornos do humor e Transtorno Bipolar em particular, é a importância do diagnóstico hierárquico, ou diagnóstico de urgência e a ordem de classificação, ou seja, de cima para baixo (top-down). Alguns distúrbios precisam ser identificados com mais urgência e, se não conseguimos fazê-lo, perdemos a abertura para o sucesso do tratamento.

Daqui a pouco vamos começar uma exibição da tabela em que os vários transtornos psiquiátricos se encaixam nessa ordem de classificação, mas em primeiro lugar, certamente pergunto: Por que isso é tão importante? E cinco fatores vêm imediatamente à mente:

1. Urgência.
2. Mimetismo.
3. Potencial para agravar o curso da doença.
4. Provável falha no tratamento.
5. História familiar, sugerindo um componente genético importante ao transtorno.

A seção, a seguir, explica os fatores acima em mais detalhes:

1. **Urgência.** Certas doenças são geralmente mais graves e urgentes do que outras e, portanto, precisam ser consideradas primeiro. Este é o raciocínio de quem trabalha com urgências ou emergências.[119] O médico e os funcionários do setor de emergência se preocupam inicialmente com as desordens que tenham maior probabilidade de matar o paciente em 30 minutos (antes que o pronto-socorro médico e a equipe possam salvá-los). Eles preocupam-se menos com transtornos que têm uma probabilidade alta ou moderada de matar o paciente em 30 semanas por exemplo. O paciente estará muito mais propenso a deixar o pronto-socorro e o hospital vivo, e manter-se em condições de ser cuidado com sucesso por seu médico e/ou especialista.

Durante a redação deste capítulo o item Urgência foi inicialmente descrito como "Gravidade",. Os transtornos de nível 1 são, como um grupo, mais severos do que distúrbios de nível 2, mas há exceções importantes. Por exemplo, transtornos bipolares são transtornos de nível 1 e são, em geral, mais graves do que os transtornos depressivos principais de nível 2 (depressões unipolares).[158] No entanto, algumas depressões unipolares são bastante graves, com risco de suicídio considerável.[o] Se a gravidade, sozinha, for o caminho para decidir, pode-se facilmente argumentar que estas depressões principais graves devem ser redefinidas como transtorno de nível 1.

Em contraste com gravidade isoladamente, a urgência incorpora os itens 2, 3 e 4 abaixo, e a gravidade isolada não. Assim, fica claro que a urgência é a melhor maneira de explicar isso, incluindo toda a ideia de diagnóstico hierárquico. Como no caso 12.1 acima, e como será explicado abaixo, um transtorno de humor quando está presente tem muito mais urgência de ser determinado quando se trata de um Transtorno Bipolar do que Depressão Maior.

2. **Mimetismo.** Refere-se à capacidade de um distúrbio nos confundir com outro. No diagnóstico hierárquico, mimetismo ocorre somente em uma direção: mimetismo descendente. Por exemplo: o Transtorno Bipolar pode, e frequentemente imita grandes Transtornos Depressivos. Grandes transtornos depressivos não podem, no entanto, imitar Transtornos Bipolares, já que Manias e Estados Mistos nunca ocorrem em grandes transtornos depressivos, pela definição DSM-IV-TR.[24] Se o fazem, de acordo com o DSM-III,[120] DSM-IV[11] e DSM-IV-TR,[24] a condição é automaticamente redefinida como Transtorno Bipolar, porque uma das características marcantes do Transtorno Depressivo Maior é ser um distúrbio unipolar. Ou seja, as 'alterações de humor' só vão em uma direção: para baixo, ou para depressão. Se as oscilações de humor forem em duas direções, é por definição, um Transtorno Bipolar.[11,24,155] Transtornos Bipolares incluem não apenas mudanças de humor para baixo, mas também para cima (maníacos e mistos).

Dito de outra forma, o Transtorno Bipolar exibe todas as características necessárias para ser qualificado como diagnóstico de Transtorno Depressivo Maior, ou seja, episódios depressivos. Por outro lado, Transtornos Depressivos não possuem todos os recursos clínicos para serem diagnosticados como Transtorno Bipolar, porque eles não

---

o O mesmo também é verdadeiro para os casos graves de TEPT, ainda que, como um transtorno ansioso, este seja classificado como um transtorno de nível 2.

apresentam episódios maníacos ou mistos. Mimetismo ascendente não é possível neste sistema. Quando o Transtorno Depressivo Maior parece estar imitando o Transtorno Bipolar, geralmente é um despertar para todos os envolvidos reavaliarem a condição, pois isto geralmente sinaliza que o transtorno é de fato o Transtorno Bipolar, ao invés de Transtorno Unipolar.

3. **O potencial para agravar o curso da doença.** A terceira razão para se diagnosticar de acordo com uma hierarquia, ou um sistema de ordem de classificação de cima para baixo, é a possibilidade de tratamentos específicos ou mudanças de tratamento causarem agravamento do curso clínico da doença. Por exemplo, estabilizadores de humor não têm nenhuma capacidade inerente para agravar o curso da doença unipolar, mas antidepressivos unipolares (antidepressivos convencionais ou padrão) têm o potencial de causar agravamento considerável do Transtorno Bipolar.[28,61] Em uma conferência na década de 1980, Steven Dubovsky, M.D., então residente de psiquiatria da Universidade do Colorado, recomendou que se houver uma dúvida significativa sobre se um distúrbio é unipolar (depressão principal) ou bipolar, aconselha-se, então, começar o tratamento com um estabilizador de humor, ao invés de um antidepressivo.[12,13,25,26,27,37]

4. **Provável Falha do tratamento.** Relacionado, em parte, ao Item 3, que acabamos de discutir, é a questão da provável falha do tratamento. Ignorar o diagnóstico hierárquico muito previsivelmente leva ao insucesso do tratamento.[119] Considere o seguinte caso clínico:

Caso 12.2

Um homem, com quase 30 anos de idade, foi diagnosticado em uma clínica pública com Transtorno Bipolar. Vários médicos que o viram ao longo dos anos concordaram com este diagnóstico. O quadro foi estabilizado com êxito, utilizando uma prescrição que incluía o estabilizador de humor Divalproato e o antipsicótico atípico Clozapina, o que funcionou significativamente durante vários anos.

Então, o paciente se mudou para uma cidade diferente, onde passou a frequentar outra clínica pública. O médico que o viu concluiu, a partir de uma única entrevista, que em vez de um diagnóstico principal de Transtorno Bipolar, ele sofria de Transtorno de Estresse Pós-Traumático (TEPT) e tinha feito "escolhas erradas" em sua vida. (Na verdade, ele tinha sofrido um trauma e ,como quase todos os pacientes bipolares, tinha feito algumas más escolhas na vida. Pacientes bipolares podem também sofrer de TEPT mas isto tem de ser resolvido após o tratamento da desordem de nível superior, o Transtorno Bipolar).

O novo médico, no entanto, passou a desmontar o regime prévio de sucesso do Transtorno Bipolar do paciente e colocá-lo em diferentes medicamentos mais adequados ao seu novo diagnóstico primário de TEPT, ou seja, antidepressivos IRSS. No ano seguinte, sua condição piorou consideravelmente, mas isto não pareceu preocupar o seu novo médico, que continuou a toda velocidade tratando-o para TEPT e ignorando o diagnóstico prévio de nível 1, Transtorno Bipolar.

O paciente estava muito frustrado pelo fato de estar piorando, especialmente desde que ele estava anteriormente se dando muito melhor com o tratamento para o Transtorno Bipolar. Contudo, ele encontrou em seu caminho um psiquiatra particular que cuidadosamente o reavaliou e considerou o primeiro diagnóstico (Nível 1). Isto o levou a confirmar o diagnóstico prévio de Transtorno Bipolar e assim trazer de volta a sua prescrição prévia de tratamento de Transtorno Bipolar, com melhora significativa em sua condição.

Se um distúrbio de nível superior está presente (como o Transtorno Bipolar), deve-se reconhecê-lo primeiro e controlá-lo com o tratamento. Se houver falha ao fazê-lo, então, os esforços para tratar os transtornos dos níveis inferiores (incluindo Transtorno Depressivo Maior) quase sempre irá falhar. Assim fecha-se o ciclo do pensamento emergencista mencionado anteriormente.

Caso 12.3

Se um paciente na emergência está sangrando muito por uma ferida aberta e o médico ignorar a ferida e o sangramento e, em vez disso, focar completamente na tentativa de controlar a ansiedade do paciente, é provável que irá perder este paciente. Outro exemplo disso é dado no caso 15.2, no capítulo 15. A equipe do hospital aparentemente ignora a possibilidade de controlar primeiro, de forma mais agressiva, a nível superior do Transtorno Bipolar I, predominantemente maníaco. Ao invés disso, eles focaram sua atenção sobre o tratamento do transtorno de ansiedade de nível inferior, Transtorno Obsessivo-Compulsivo (TOC). Eles acrescentaram um antidepressivo ISRS, que poderia ter ajudado o TOC, mas que poderia também agravar o Transtorno Bipolar. Na próxima noite o paciente não dormiu (ou seja, começou a ter uma piora da mania). Para traduzir isto no exemplo (caso 12.3) acima, foi como se a equipe médica da emergência tivesse focado na ansiedade do paciente em primeiro lugar, mas no processo ignorou e, consequentemente, piorou a gravidade da hemorragia.

5. **História familiar robusta sugerindo um componente genético importante ao transtorno.** Os distúrbios do nível 1 têm o histórico familiar mais forte e são portanto mais propensos a serem herdados. Ou seja, têm mais probalidade de serem doenças biológicas ou doenças causadas em parte por fatores genéticos, ao invés de aglomerados de sintomas frequentemente encontrados juntos, que podem não ser doenças biológicas. Doenças biológicas definitivas são seríssimas e, desse modo, mais urgentes do que meros agrupamentos de sintomas de origem incerta.

Alguns transtornos de nível 2 incluindo Transtorno Depressivo Maior têm história familiar e fatores genéticos e são também provavelmente, transtornos biológicos. Transtorno Bipolar, no entanto, é mais fortemente ligado a um histórico familiar positivo e fatores genéticos do que os distúrbios de nível 2, incluindo Transtorno Depressivo. Vamos agora passar para uma exibição gráfica do diagnóstico hierárquico para visualizar onde essas condições se encaixam, na tabela 12.1:

Tabela 12.1

Diagnóstico Hierárquico					
NIVEL TOPO	Doenças cerebrais médicas e neurológicas, "OBS, Síndrome Cerebral Orgânica"	Esquizofrenia	Transtornos Bipolares	Abuso de Substâncias	Anorexia Nervosa Grave
2nd TIER	Transtorno cognitive leve, TADH, Distúrbios do Sono	Transtorno Paranoico Leve, Transtornos Ansiosos, Traumas	Doenças Unipolares (Depressões sérias sem mania)	Transtornos Ansiosos e Traumas	Outros Transtornos Alimentares, Transtorno Dismórfico Corporal
3rd TIER	Queixas Vagas de Memória, ou Queixas vagas de sintomas somáticos	Desconfiança Leve ou Transtornos Ansiosos Neuróticos Transtornos de Personalidade	Depressão Leve, ou Leve a moderado Transtornos de Ajustamento Dificuldades de Relacionamento	Queixas somáticas ou dolorosas disfusas Transtorno de Personalidade	Vaga ou Leve Preocupações a respeito da imagem corporal

Você verá, facilmente, que todos os transtornos de nível superior podem matar uma grande quantidade de pacientes, caso sejam tratados ou não. Quatro dos transtornos de nível superior são relativamente comuns:

1. Desordens cerebrais médicas ou neurológicas (síndrome orgânica do cérebro)
2. Álcool e vícios em drogas (transtornos de uso de substância)
3. Esquizofrenia
4. Transtorno Bipolar

Estas distinções entre os níveis baseiam-se, em parte, na urgência relativa da condição. Os transtornos do segundo nível são, em geral, não tão urgentes como os transtornos do primeiro nível, mas são todos também claramente transtornos e, muito provavelmente, são estados patológicos (doenças médicas e bioquímicas). Por outro lado, as condições do terceiro nível geralmente não são doenças, e algumas delas não são nem condições distintas e tratáveis. Para alguns, essa ideia de diagnóstico hierárquico, de cima para baixo, parece radical, mas, até mesmo Os Manuais de Diagnostico e Estatísticas da Associação Americana de Psiquiatria, especificam e requerem este tipo de diagnóstico hierárquico, e os tem realizado consistentemente nos últimos 33 anos desde a primeira edição do DSM-III[120] em 1980.

Essa hierarquia é explicada nos manuais acima pelo que são chamados de "critérios de exclusão". Por exemplo: o Transtorno Depressivo Maior **simplesmente não pode ser diagnosticado**, a menos que o critério C do DSM-IV-TR for atendido: "Nunca houve um episódio maníaco (veja p. 169), um episódio misto (ver p. 171), ou um episódio hipomaníaco (ver p. 171)"[24] a menos que estes tenham sido causados por drogas de rua, tratamentos médicos (como antidepressivos unipolares, esteróides ou ECT), ou diretamente causados por um condição médica geral.[24] Ou seja, de acordo com o padrão do Manual de Diagnóstico e Estatística, tão claro como pode ser: se há evidência clara de Transtorno Bipolar, o diagnóstico é Transtorno Bipolar. Neste caso, o diagnóstico de transtorno Depressivo Maior (depressão unipolar) é rejeitado pelo DSM-IV - TR,[24] e simplesmente não pode ser aplicado.

Então, você pode ver que esta forma de organização de diagnósticos está presente desde 1980 e não é novidade. No entanto, ela tem sido muitas vezes e em grande parte esquecida, ignorada ou negada na atual abordagem clínica para o tratamento diário dos pacientes que sofrem de transtornos do humor. Um exemplo disso é quando um paciente bipolar diagnosticado com precisão, de repente, é avisado por um novo médico que ele agora tem Transtorno Depressivo Maior ao invés do Transtorno Bipolar. Se o diagnóstico de Transtorno Bipolar original foi preciso, então essa mudança no diagnóstico de um paciente simplesmente não pode ocorrer.

Em resumo, é importante trazer à tona primeiro quaisquer transtornos de nível superior, como o Transtorno Bipolar, e tratá-los até um ponto de recuperação estável. Outras condições mais baixas na hierarquia simplesmente não podem ser diagnosticadas com precisão e com razoável confiança até que isso aconteça. Uma vez que os transtornos de níveis mais altos são tratados até um estado de recuperação, veremos se os distúrbios de nível inferior ainda persistem. Muitas vezes não o fazem. Se eles persistirem, aí sim nós veremos como tratá-los de maneira que não agrave os distúrbios de alto nível.

Em resumo, o Transtorno Bipolar pode imitar e, equivocadamente, parecer-se com outros transtornos menores, em especial Depressão Maior,[23,58,63,64,65,94,140] colocando o paciente bipolar em perigo considerável enquanto estão sendo tratados com estratégias mais susceptíveis de agravar a sua condição primária do que melhorá-la.

Capítulo 13

Algumas Abordagens Clínicas Para Pacientes Bipolares I e II, Incluindo Ouvir, Colaborar e Comemorar.

Vamos começar com um paciente com um diagnóstico relativamente robusto de Transtorno Bipolar I ou II. A descrição do modelo[30] de tratamento foi escolhida como nosso ponto de partida com tais pacientes. Eu estava brevemente descrevendo isso para um dos residentes de psiquiatria[p] que conheci na 9ª Conferência da *International Society for Bipolar Disoders*, em 2011. Ele ficou radiante e demonstrou um grande interesse. Eu, então, suspeitei que isso também seria de grande interesse para pacientes, famíliares e, possivelmente, outros médicos.

O modelo de tratamento colaborativo talvez tenha sido descrito de uma forma mais completa por Gary Sachs, M.D., do programa de Transtorno Bipolar do Massachusetts General Hospital.[30] O modelo tem algumas semelhanças com estratégias utilizadas durante anos por alguns médicos para reabilitar seus pacientes de doenças crônicas, como asma e diabetes.

(Por favor, note que, se o paciente não sofre de Transtorno Bipolar e, ao invés disso, sofre com padrões de comportamento recorrentes enraizados em traumas de infância ou conflitos, ou então está sofrendo principalmente de sintomas relacionados ao trauma emocional, uma abordagem mais

---

p Veja o Glossário para a descrição de Residentes em Psiquiatria.

tradicional de terapia de 1:1 com pouca ou nenhuma influência externa (outside input) pode ser muito mais útil e eficaz).

Se eu atendo um paciente que sofre de Transtorno Bipolar eu procuro, assim que possível, recebê-lo juntamente com a pessoa de apoio, cuidador, mais próxima e confiável (cônjuge, familiar, amigo muito próximo e de apoio, etc).[4,6,7,159] A história do cuidador é valiosa para confirmar, refutar ou modificar o diagnóstico, e sua colaboração no desenvolvimento de um plano realista e viável de tratamento também é extremamente útil.

Gostaria de começar explicando que, para que o paciente tenha um humor mais estável e funcione melhor, ele, junto com seu cuidador, vai precisar se tornar especialista na doença e isso é uma parte importante do meu trabalho: ensinar tudo o que eles precisam saber.

Pergunto se algum deles costuma ler e, se sim, dou-lhes algumas referências selecionadas e alguns sites para começar a aprender sobre o transtorno e seu tratamento, incluindo cópias de algumas de minhas cartas de visão geral (escrita juntamente com S. Nassir Ghaemi, M.D., M.P.H., - consulte as seguintes referências).

Referências recomendadas para os pacientes e suas famílias:
- *Why Am I Still Depressed?* (Por que eu ainda estou deprimido?)[33] 2006, de Jim Phelps, M.D., um especialista em Transtorno Bipolar do Oregon .
- CALM (Sparhawk and Ghaemi, 2008[33]).
- *Depression and Bipolar Support Alliance* (DBSA) website: www.dbsalliance.org
- Website de Jim Phelps: www.psycheducation.org
- Jamison, Kay Redfield, 1995. *An Unquiet Mind.* (Uma Mente Inquieta) New York, NY: Vintage Books.
- CALM SEA (Sparhawk and Ghaemi, 2011[43]).
- Sparhawk (2013), *CALM SEAS, Keys to the Successful Treatment of Bipolar Disorder. (Calm Seas, Chaves para o Tratamento bem sucedido do Transtorno Bipolar)* CreateSpace, an Amazon Company.
- Nosso website: www.calmseas.us

Então, eu começo explicando-lhes que a doença bipolar é um transtorno cíclico, que aumenta e diminui os níveis de humor e energia ou **ativação** (ver capítulo 16). Em seguida eu explico que, para controlar os sintomas do paciente e melhorar o seu funcionamento, nós devemos acalmar a ciclagem.

Eu mostro um gráfico do ciclo muito simplificado, retratando um episódio maníaco, um episódio depressivo maior, um episódio misto simples e um episódio misto de ciclagem rápida (ver Figura 13.1).

Figura 13.1

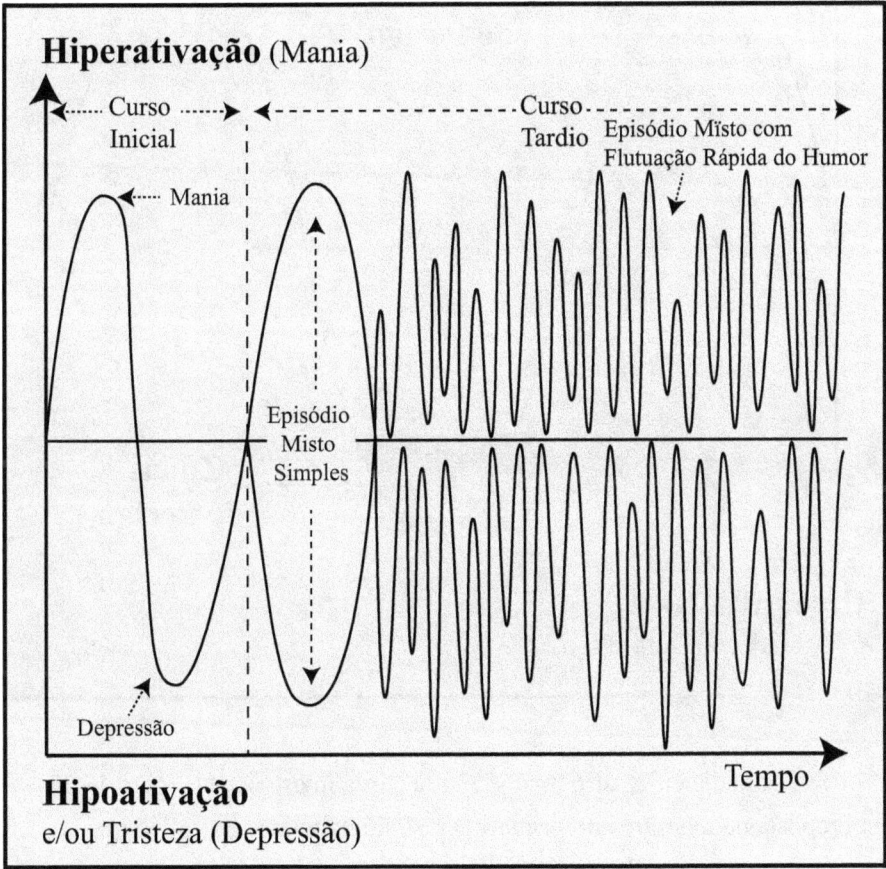

Eu aponto que as partes mais devastadoras e de alto risco do transtorno são as partes extremas das crises maníacas, durante as quais eles ficam propensos a agir impulsivamente e destruir suas pontes. As partes extremas das crises depressivas (Figura 13.2) também são muito dispendiosas. Durante os períodos depressivos extremos puros, os pacientes podem dormir de 10 a 20 horas por 24 horas e são, essencialmente, incapazes de fazer qualquer coisa.

Figura 13.2

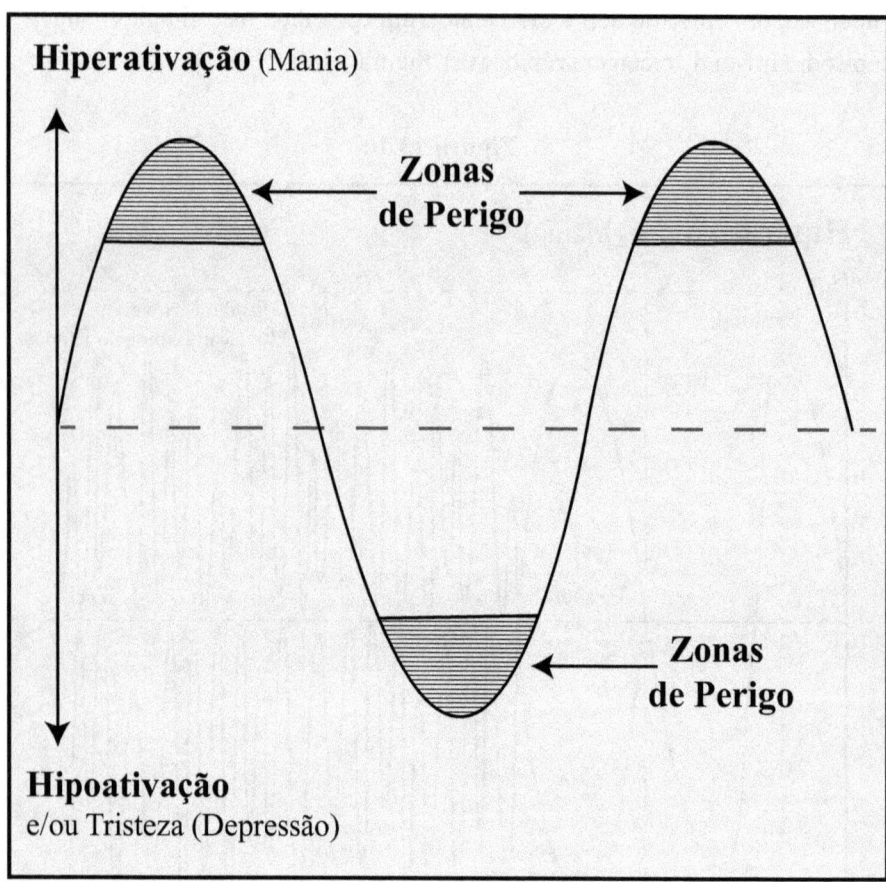

Hiperativação (Mania)

Zonas de Perigo

Zonas de Perigo

Hipoativação
e/ou Tristeza (Depressão)

Em seguida, eu mostro uma segunda curva mais suave (Figura 13.3) sobreposta no diagrama do primeiro episódio de humor e explico que é preciso conter as oscilações extremas e comprimi-las em direção à linha média horizontal. Também precisamos tentar atrasar as oscilações, para que elas ocorram com menos frequência e mais gradualmente.

Figura 13.3

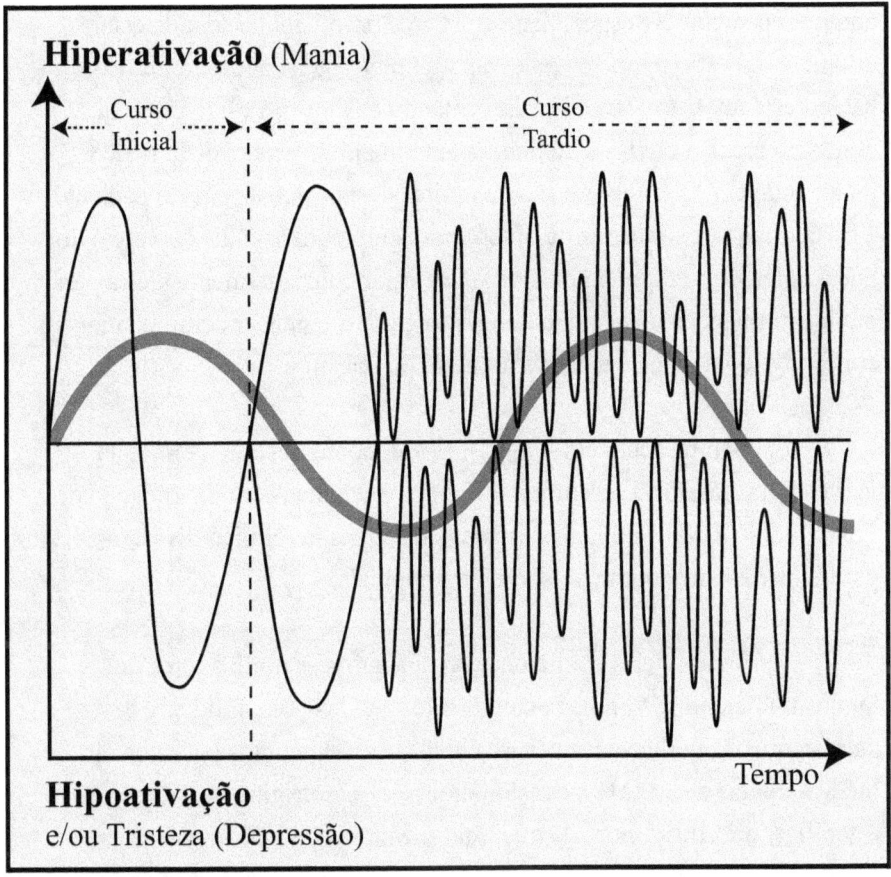

Eu mostro para eles a imagem l da superfície de uma lagoa (para imitar a linha média horizontal) e explico que nosso objetivo é manter a superfície da lagoa lisa. Isto os ajuda a começar a entender por que mudanças mais graduais para o tratamento, incluindo mudanças de medicação mais graduais, podem muitas vezes funcionar melhor. Também dou uma imagem verbal, por isso, "CALM SEA"[43] (Calm Sea, ver também o capítulo 7), é usado como um recurso mnemônico para resumir as considerações principais do tratamento ao tratar de medicação e modificações essenciais de estilo de vida. Enquanto estiver trabalhando com os pacientes e suas famílias, o clínico com base na 'ciclagem e recorrência' geralmente aborda uma série de problemas listados abaixo como A e B, 1 a 3:

A. Escutar. 'Escutar' é o trabalho mais importante ao cuidar de qualquer paciente. O especialista em Transtorno Bipolar tem de estar ouvindo 100% do tempo as palavras e as mensagens não-verbais dos pacientes com Transtorno Bipolar. Quando as famílias estão presentes, o médico precisa ouvi-los atentamente também. O especialista pode ter uma vantagem na compreensão de muitas destas mensagens do paciente e da família, por ser capaz de obter uma compreensão mais completa do que a deles. O médico, no entanto, deve estar constantemente alerta para ouvir informações novas, que podem forçá-lo a repensar completamente a concepção da doença e a condição geral do paciente.

B. Enquanto escuta em tempo integral, como descrito acima, há várias outras tarefas a serem feitas com os pacientes com diagnóstico de Transtorno Bipolar I ou II. Os esforços restantes do clínico dividem-se, em grande parte, entre outras três tarefas principais.

1. A primeira delas é adicionar ou ajustar os estabilizadores de humor tradicionais. Muitos pacientes são tratados com antidepressivos, antipsicóticos, medicamentos ansiolíticos, medicamentos para dormir, medicamentos de TDAH e ocasionalmente, Lamotrigina ou outros estabilizadores de humor. Os três estabilizadores de humor que mais frequentemente não são experimentados e/ou são deixados de fora são: o Lítio, Divalproato e Carbamazepina[112,129] que, por coincidência, são os três medicamentos mais convincentemente eficazes no Transtorno Bipolar no longo prazo..[20,21,41,103,104,111,116,187]

A Lamotrigina, recentemente, parece ter ganhado popularidade as pressas. A evidência científica sugere que a Lamotrigina pode ser usada no lugar de antidepressivos convencionais, mas, curiosamente é, ao invés disso, muitas vezes associada com eles, o que, em seguida, fornece apenas um teto anti-maníaco fraco para controlar o impulso ascendente instável dos antidepressivos.

2. A segunda tarefa que divide o tempo com 'ouvir' é discutir longamente com os pacientes e seus familiares sobre os medicamentos antidepressivos que a grande maioria dos pacientes bipolares toma no

longo prazo, o que geralmente não tem benefício algum quando eles vêm me ver pela primeira vez. Se o paciente e a família estão dispostos, e eles normalmente estão, então começamos com a explicação adequada, descontinuando os medicamentos antidepressivos que eles não acreditam que tenham feito benefícios (ver capítulo 10).

3. A terceira tarefa e, felizmente, bastante comum e agradável, que surge se procedermos de forma cuidadosa e organizada através dos itens A, B1 e B2 acima, é a das 'comemorações'. Os pacientes se tornam significativamente mais calmos, com a ausência considerável da tensão de seus rostos. Quando membros da família ou cuidador vem junto, eles ficam chocados com a mudança. Os pacientes costumam estar muito mais relaxados, mais do que tinham sido nos últimos anos. Eles também têm uma grande melhora no nível de energia durante o dia, interesse, motivação, concentração, prazer e confiança. Agora, são mais capazes e mais propensos a concluir as tarefas e até mesmo a assumir atividades que não fizeram em anos. O sono é, agora, mais constante, de duração normal e de muito melhor qualidade. Eles acordam descansados. Parecem calmos e radiantes. O pensamento e o discurso voltaram aos parâmetros normais.

Alguns deles comentarão "Isso deve ser como as pessoas normais se sentem". Eles podem, então, desenvolver um olhar interrogativo em seus rostos e perguntar algo no sentido de, "Como é ser normal?". Para muitos pacientes faz tanto tempo que eles não se sentiam normais, que ficam até um pouco inquietos e inseguros quanto à isso. Levamos algum tempo para saborear e apreciar a melhora, e então começamos a explorar e desenvolver algumas das respostas à pergunta dos pacientes de "Como ser normal?".

Quando os pacientes finalmente atingem uma recuperação estável, eles ficam, de fato, um pouco perplexos. Eles acham que isso era o que eles queriam, mas quando eles chegam lá, eles não estão tão certos de como eles devem agir.

É importante para o médico e a família compreenderem que, embora esta seja uma boa mudança, ainda é uma maneira muito diferente de experimentar o mundo. Os pacientes podem necessitar de um pouco de ajuda para se ajustar a essa mudança. Contando que você entenda que eles podem se sentir um pouco desorientados por um tempo, isso será extremamente útil para eles. Assim, eles começarão a entender que esta mudança é uma parte normal do processo de melhora.

Leitura para os profissionais de saúde:

- Sachs, Gary, 2004. Gerenciando Transtorno Afetivo Bipolar. Londres, Reino Unido: Science Press. Capítulo 1: Introdução ao modelo de cuidados colaborativo, pp. 1-22.
- Ghaemi, S. Nassir, 2008. Transtornos do humor, 2ª ed. Guias Práticos em Psiquiatria. Filadélfia, PA: Wolters Kluwer Health.
- Por que ainda estou deprimido? 2006, por Jim Phelps, M.D., um especialista em bipolaridade em Oregon.
- Jamison, Kay Redfield, 1995. Uma mente inquieta. Nova Iorque: Vintage Books.
- Goodwin, Frederick K. e Jamison, Kay Redfield, 2007. Doença maníaco – depressiva: Transtorno Bipolar e Depressão recorrente, 2ª edição. Oxford, UK: Oxford University Press.
- Post, Robert M., and Leverich, Gabriele S., 2008. Tratamento da Doença Bipolar: um Estudo de Caso para Clínicos e Pacientes. Nova Iorque: W. W. Norton & empresa.
- Sachs GS, Nierenberg AA, Calabrese JR, et al. Eficácia do tratamento adjuvante de antidepressivos para a depressão Bipolar. N Engl J Med 2007; 356 (17): 1711-1722
- Post RM, Altshuler LL, Frye MA, et al. Complexidade do Tratamento Farmacológico necessário para a melhoria sustentada em pacientes com Transtorno Bipolar. Journal of Clinical Psychiatry 2010; 9:1176-1186
- Post RM, GS Leverich, Altshuler LL, et al. Características Clínicas Diferenciais, uso de medicação e resposta de tratamento nos Estados Unidos contra os Países Baixos e Alemanha. Intl Clin Psychopharmacol 2011; 2:96 - 106.
- Goldberg JF, Brooks JO, Kutita K, et al. O fardo da doença depressiva associado a complexa Polifarmácia em pacientes com Transtorno Bipolar: as conclusões do passo-BD. J Clin psiquiatria 2009; 2:155-162.

Fundamentos para o tratamento bem sucedido do Transtorno Bipolar.

CALM SEAS

Capítulo 14

"Modelando Algumas Atitudes" para Alcançar a Recuperação Completa e Contínua:

Ambição, Teimosia, Avareza e a Mentalidade de Dan Morgan da Batalha de Cowpens.

Quando eu fiz meu internato anos atrás (antes da minha formação de especialidade em Psiquiatria), era a prática padrão prever resultados ruins para os pacientes e suas famílias. Isto foi denominado como "Hanging the Crepe". Ele foi fundamentado, na época, da seguinte maneira: se você prever um quadro um tanto sombrio, e um resultado ruim acontecer, o paciente e a família estarão preparados. Se, por outro lado, o paciente melhorar, o paciente e a família ficarão agradavelmente surpresos.

Durante os anos seguintes, por uma série de razões, cheguei na abordagem oposta para prever os resultados. Eu mostro para os pacientes e suas famílias que a doença bipolar é, em si, extremamente tratável. Digo-lhes que nós devemos esperar um bom resultado para o Transtorno Bipolar, e que nenhum de nós deve ficar feliz com a situação até que cheguemos neste resultado.

Nosso trabalho clínico é todo feito com base nos resultados dos pacientes, e os resultados são fortemente influenciados por atitudes.

Portanto, em uma das poucas primeiras sessões, costumo perguntar aos novos pacientes com Transtorno Bipolar I ou II se alguém já disse que eles são teimosos. Muitos dizem que sim. Alguns dizem que sim, timidamente. Então pergunto se já lhes disseram que sua teimosia era uma coisa boa e muitos dizem que não. Então lhes digo, "bem, então, deixe-me ser o primeiro a fazê-lo!".

Para os pacientes que dizem que ninguém nunca lhes falou que são teimosos, digo-lhes, "não se preocupe, eu ensinarei você a ser." O motivo da teimosia ser tão importante é que o Transtorno Bipolar é um transtorno de nível superior (uma das doenças mais graves, ver no capítulo 12), e a recuperação de qualquer transtorno de nível superior é difícil e requer poder de permanência, persistência ou teimosia, como queira chamar. Agora que eu despertei um pouco o interesse dos pacientes, eu admito a eles que também sou ambicioso. Ou seja, eu sou ambicioso por querer obter um bom resultado para eles, e eles também devem ser. Eles não ficam totalmente surpresos quando eu admito a eles que eu também sou avarento, e que eles deveriam ser também.

Resumindo, digo-lhes que é preciso ser ambicioso por um bom resultado. Isto significa recuperação estável com pelo menos 2 a 6 meses sem nenhum grande episódio de humor.[18,20] É importante que isto também envolva uma melhora gradativa na habilidade do paciente para lhe dar com as atividades diárias,[210] o que geralmente acontece. Então, trabalharemos duro para manter essa estabilidade durante vários meses ou anos. Precisamos ser teimosos em perseguir e alcançar este bom resultado. Também é importante ser avarento ao fazê-lo com o menor risco possível ao mesmo tempo que insistimos em um bom resultado.

Às vezes eu discuto com os pacientes e familiares sobre a mentalidade de Cowpens, e digo como opero com ela em cada paciente bipolar. No início de 1781, durante a Revolução Americana, o General Dan Morgan, com 600 soldados americanos, estava sendo perseguido através da Carolina do Sul pelo Tenente Coronel Banastre Tarleton, um oficial de cavalaria merecidamente conhecido como "O Açougueiro", com 1.100 soldados britânicos.[109] Ao invés de tentar escapar deles, Morgan estava procurando um lugar vantajoso para combatê-los. Ele escolheu Cowpens, onde seus homens teriam a vantagem de enfrentar os britânicos por trás de duas colinas baixas com vista para o pasto, através da qual os britânicos estariam se aproximando.

Por outro lado, de costas para os americanos havia "um profundo riacho que bloquearia a fuga caso Morgan e seus homens fossem derrotados".[109] Na verdade, cada soldado americano em campo sabia que, se eles fossem derrotados, eles provavelmente seriam mortos. O Coronel Tarleton tinha fama de não levar muitos prisioneiros. A abordagem geral de Morgan ia totalmente contra o planejamento de ideias de uma batalha, mas ele raciocinou que, como o rio estava nas 'suas costas', cada um de seus homens saberia que eles não tinham nenhuma escolha a não ser ganhar. Ele planejou um ousado, mas também promissor plano de batalha e teve o cuidado de dizer aos seus soldados exatamente o que ele esperava deles.[109]

Seus homens lutaram e tiveram uma grande vitória.[109] que foi, em parte, por causa do brilhante plano do General Morgan e suas claras instruções, mas também por causa de sua inabalável expectativa de sucesso, que foi transmitida aos seus homens de forma poderosa. Acontece o mesmo em relação a ajudar os pacientes e suas famílias a se recuperar do Transtorno Bipolar. Este é um transtorno grande, com risco de vida, que muitos consideram complexo e avassalador. O Transtorno Bipolar leva ao suicídio em 10% a 15% dos pacientes.

Muitos pacientes bipolares, contudo, perdem anos ou décadas de suas vidas devido à incapacidade de atuar em suas vidas cotidianas. Eu, portanto, mostro ao paciente e sua família: "É a sua vida, e você tem esse transtorno grave que está te destruindo. Simplesmente não temos escolha a não ser controlar a doença para que, então, você possa voltar a sentir-se bem e ser capaz de viver normalmente". Quando eu saliento que será necessário que eles estejam muito bem informados sobre a desordem, a fim de melhorar as chances de nosso sucesso, eles são todos ouvidos; e as lições que eu ensino durante as nossas sessões são exatamente as mesmas lições que eu coloquei neste livro.

CALM SEAS

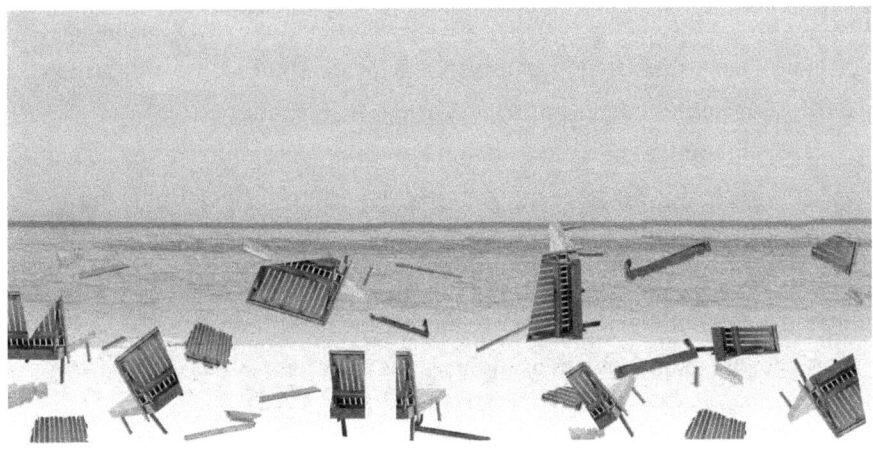

Capítulo 15

Explicando e Demolindo a Falta de Esperança

(...OU Combinações Medicamentosas, a Ciclagem de Alta Velocidade e os Passos de Zumbi)

Caso 15.1

Recentemente vi para uma avaliação inicial uma nova paciente, com aproximadamente 30 anos, a Sra. J., e nesta primeira impressão e no seu contato telefonico, pude perceber que eu precisaria gastar um pouco mais de tempo que o habitual para desmantelar a desesperança que a Sra. J estava trazendo para o início do tratamento comigo.

Ela contou sobre um tratamento anterior de muitos anos feito com um médico recém formado. Quando o jovem médico ouviu que a paciente sofria de Transtorno Bipolar, impulsivamente deixou escapar um: "Ah, Transtorno Bipolar é uma daquelas doenças incuráveis".

O jovem médico não estava habituado com os estabilizadores de humor (nada diferente dos médicos que tratam o Transtorno Bipolar hoje em dia) e admitiu isso a minha paciente. Por causa deste desconforto com os estabilizadores de humor, o médico então perguntou a Sra. J: "Por que não tentamos um antidepressivos por algum tempo para ver o que acontece?".

A paciente então teve mais alguns anos de tratamento com outros médicos e psiquiatras e nenhum deles tirou os antidepressivos.

Infelizmente, quando a Sra. J chegou por acaso em meu consultório, a pergunta mais urgente na mente dessa minha nova paciente ainda era saber se o Transtorno Bipolar tinha tratamento ou não. Pelo seu comportamento, tom de voz e interação comigo, e pelo seu telefonema quase imediato logo após a nossa primeira consulta, estava claro que ela ainda não estava convencida de que o Transtorno Bipolar poderia ser tratado com sucesso.

A razão pela qual estou escrevendo este capítulo (e este livro) é que uma grande parcela dos pacientes que chegam até mim já passaram por muitos anos de tratamento, com diversos ensaios de diferentes medicações e sem sucesso. A conclusão que eles tiram disso tudo é que eles devem ter um tipo de doença muito difícil e intratável, e que sua situação é desesperadora.

Ao examinar cuidadosamente os tratamentos específicos que eles receberam ao longo dos anos, vejo uma situação muito diferente. Em geral os medicamentos e combinações medicamentosas experimentadas ao longo dos anos estão em desacordo com o as descobertas científicas, e têm pouca ou nenhuma chance de ajudar o paciente a ficar estável no longo prazo.[18,20,21,25,26,131,210] q Posso dizer que os médicos até tenham agido de boa fé, mas não estavam cientes das questões acima mencionadas.

Vejo os pacientes respondendo à um questionamento meu, ou mesmo

q Recuperação estável é descrita em um estudo recente como sendo o período de pelo menos dois meses de humor estável, sem maiores episódios de humor,[18] e em outro estudo, como sendo um período de 6 meses sem episódios de humor.[20] Obviamente, na prática clínica, trabalhamos para conseguir estabilidade por períodos muito maiores.

espontâneamente, afirmarem que são um caso perdido. Eu digo que sua situação não está totalmente perdida. Eu então explico-lhes que, infelizmente, eles passaram anos em tratamentos com combinações de medicamentos que tinham muito pouca chance de sucesso.

A principal razão para isso parece ser a de que, apesar de as abordagens conceitualmente soarem bem conhecidas por especialistas em Transtorno Bipolar há décadas e serem apoiadas pela esmagadora maioria dos grandes estudos científicos de alta qualidade, elas não são mais ensinadas para os residentes de psiquiatria e outros estagiários da saúde mental na maioria dos programas de treinamento e têm, sido simplesmente esquecidas.[8,9,20,92,93]

Em vez disso, residentes de psiquiatria em muitas instituições, aprendem ao lado do leito (e também no ambulatório) a tratar a condição dos pacientes, sintoma por sintoma. Um medicamento é dado para este sintoma,[106] e um medicamento para aquele sintoma, etc. Antes que você se dê conta, a lista de medicamentos do paciente está inchada com 4 a 7 medicamentos diferentes. Infelizmente, isso tudo acontece tão rápido que é muito difícil dizer qual realmente é a função de cada medicação.

Essas mesmas estratégias são, em seguida, mantidas desde quando o paciente hospitalizado tem alta e é encaminhado para acompanhamento clínico como também por todo o tratamento de manutenção.

Estas complicadas combinações de medicamentos são mantidas pelo tempo necessário, desde que sejam adequadas para manter o paciente fora do hospital, independente do paciente atingir a capacidade de viver normalmente ou não. Muitas vezes, eles não atingem esta capacidade.[20,21]

Caso 15.2

Sra. K, uma mulher de trinta e poucos anos, tinha sintomas de humor desde sua adolescência. Então, por volta dos 20 anos, ela começou a ter manias eufóricas com duração de até 1 a 2 semanas cada. Durante estes episódios de mania, ela tinha insônia acentuada, incluindo crises de não conseguir dormir por 4 ou 5 dias seguidos. O diagnóstico de Transtorno Bipolar não ocorreu durante 8 anos e ela só acabou sendo diagnosticada por acaso quando tinha cerca de 30 anos.

Ela foi tratada por 2 anos com Lorazepam pelo seu médico de família, quando estava em torno dos 20 anos de idade. Depois, ela foi tratada na maioria das vezes por psiquiatras, incluindo durante 4 dos últimos 5 anos. Os medicamentos prescritos ao longo dos anos incluíram antipsicóticos atípicos, antidepressivos, benzodiazepínicos e Divalproato.

Sra. K não consegue se lembrar de já ter sido tratada apenas com estabilizadores de humor isoladamente. Ao invés disto, ela tinha sido sempre tratada com vários medicamentos, muitas vezes 5 a 8 medicamentos ao mesmo tempo e, às vezes com 4 novos medicamentos começando de uma só vez, mas ela nunca tinha experimentado uma recuperação ou estabilidade completa. A vasta combinação de medicamento muitas vezes a colocava num estado de zumbi, contra o qual ela compreensivelmente rebelou-se.

A irritabilidade severa foi um fator importante que culminou em duas internações no hospital psiquiátrico de uma universidade, incluindo a sua recente estadia de 5 dias lá. A Sra. K, nesta ocasião, estava medicada com Paroxetina 40 mg/dia, Trazodona 50 mg 3 vezes ao dia, Clonazepam 1 mg duas vezes por dia e Zolpidem 10 mg ao deitar nos últimos 2 anos, sem qualquer benefício. E continuava dormindo apenas 3 a 4 horas por noite.

Após a hospitalização mais recente acima, a Sra. K foi enviada a uma clínica pública para cuidados e acompanhamento. Durante sua avaliação psiquiátrica inicial, ela relatou que sentia-se desesperada com sua condição, já que não estava comendo ou dormindo desde que deixou o hospital. Ela apareceu, mal-humorada e às vezes chorosa, mas muito cooperativa. Forneceu uma história clara e das manias eufóricas no passado, que poderia prever uma probabilidade mais elevada de uma boa resposta ao Lítio por si só,[4] mas este nunca tinha sido experimentado em seu tratamento.

Nesse sentido, após uma longa avaliação e discussão de tudo que foi citado acima com a paciente, a psiquiatra da clínica pública acrescentou Lítio, enquanto simultaneamente descontinuou todos seus medicamentos prévios.

Quando a Sra. K foi vista para uma consulta de retorno, 9 semanas mais tarde, ela estava somente com o Lítio 600mg na hora de dormir. Ela parecia muito mais calma. Contou que ao invés de dormir 3 a 4 horas por noite, como antes, ela agora dormia 6 ou 7 horas por noite, acordava descansada e com uma visível melhora da energia durante o dia. Ela estava, de acordo com seu próprio relato, 80% melhor do que quando vista pela primeira vez com 4 medicamentos, e sentia-se melhor do que ela já se sentiu nos últimos 18 anos.

O atraso desnecessário de 18 anos para que a Sra. K obtivesse o alívio para uma doença grave mas totalmente tratável é muito comum. Infelizmente, parece que ninguém ensina mais aos estagiários ou residentes em instituições de ensino, quais medicamentos tem sido demonstrados, pelos estudos científicos, como sendo eficazes no tratamento do Transtorno Bipolar a longo prazo, e quais não são. Não ensinam, portanto, como remodelar a complexa combinação de medicações para uma forma mais simples, que realmente possa vir a ajudar o paciente a melhorar ainda mais depois de que tenha sido liberado do hospital.[20,21,41,92,93,210]

Agora, tenha em mente que os médicos do hospital e da faculdade de ensino são muito inteligentes e trabalhadores. O problema aparece, em parte, porque a equipe do hospital tem que tratar um número inacreditavelmente grande de doentes graves, suicidas, eventualmente homicidas, de uma maneira extremamente rápida. Muitas vezes, após dois a cinco dias de internação, precisam liberá-los em uma condição mais estável dentro deste curto período de tempo, que é muitas vezes mais curto do que o tempo que a maioria dos medicamentos realmente precisam para serem eficazes.

No hospital (ou no consultório ou ambulatório, se o paciente estiver sendo visto pela primeira vez), os médicos muitas vezes começam o tratamento com um antidepressivo. Isso porque quase todos os pacientes bipolares chegam com pensamentos e desejos suicidas, ou queixam-se de alguma forma sobre sentirem-se deprimidos[69,94,131] (veja também capítulos 5 e 16). Estas descrições superficiais são muitas vezes consideradas bem rapidamente e sem muitos questionamentos específicos, que não são feitos justamente para que se possa caracterizar um episódio depressivo bipolar puro.

Como mencionado no capítulo 3 e em outros pontos, este é o início da construção de uma prescrição médica baseada na polaridade, com combinando antidepressivos com antipsicóticos (geralmente antipsicóticos atípicos) usados como cobertura anti-maníaca. Desta maneira, estaremos atingindo os dois "pólos" (para cima e para baixo) do transtorno "bipolar".[24,106] Infelizmente, tais regimes onde se empregam os antidepressivos geralmente não são eficazes no tratamento de longo prazo.[10,12,13,16,18,19,20,21,25,26,28,29,38,39,40,41,210]

Recentemente, alguns médicos começaram a tratar pacientes bipolares com um antidepressivo associado à Lamotrigina, o que talvez seja ainda menos razoável, já que a Lamotrigina é um antimaníaco apenas fraco, deixando assim o paciente ainda mais vulnerável a explodir para 'o alto', agravando o quadro maníaco ou misto, como também descrito no capítulo 8 e no Caso de 15.3 abaixo.

Caso 15.3

A Sra. M já estava em tratamento para um Transtorno Bipolar bem-estabelecido. Quase todos seus episódios de humor tinham sido maniacos e tinham respondido muito bem ao Lítio. Ela seguiu muito bem, trabalhando em tempo integral enquanto usava Lítio como única medicação por vários meses antes deste episódio.

O novo episódio veio num contexto de aumento dramático das pressões diárias. Sra. M, então, teve um grave colapso incluindo algumas breves características psicóticas (alguma perda de contato com a realidade). Ela foi, portanto, hospitalizada por alguns dias em um hospital de uma Universidade.

A equipe do hospital continuou com o Lítio e acrescentou um antidepressivo ISRS para a "tendência" obsessiva da paciente, que eles achavam ser um transtorno ainda mais importante do que o Transtorno Bipolar. Na noite seguinte, no entanto, a Sra. M não dormiu, sugerindo que o antidepressivo estava desencadeando ou agravando um episódio maníaco ou misto. A equipe, portanto, parou o antidepressivo. Eles também pararam o Lítio (um poderoso anti-maníaco) e substituiram-no por Lamotrigina (um anti-maníaco fraco).

Quarenta e oito horas após a alta hospitalar, o ambulatório de psiquiatria recebeu uma ligação da Sra. M dizendo estar sofrendo uma piora da insônia e dos outros sintomas maníacos. A psiquiatra, então, acrescentou o Lítio de volta a prescrição e continuou com a Lamotrigina, visto que a

Lamotrigina é um estabilizador de humor e parece não piorar os episódios maníacos. Os sintomas maníacos, bem como as características psicóticas, foram resolvidas rapidamente durante os dias seguintes em resposta a reinclusão do Lítio.

A tendência a ficar obcecada era uma parte dominante da personalidade da Sra. M e poderia se esperar que respondesse com mais sucesso a psicoterapia após alcançar as primeiras semanas de estabilidade do humor enquanto voltava ao lítio.

Para o sucesso do tratamento dos casos acima citados, bem como de outros, por favor consulte o Capítulo 12 sobre diagnóstico hierárquico, para rever a ordem de classificação dos transtornos por urgência. Até os transtornos mais urgentes estarem bem controlados, as tentativas de tratar os transtornos menos urgentes, tais como a obsessão, são susceptíveis de falhar. Isto ocorre, em parte, porque os transtornos mais urgentes podem imitar ou agravar os distúrbios menos urgentes. Neste caso, o tratamento específico das obsessões (medicamento antidepressivo ISRS) é conhecido por ter o potencial de agravar a condição mais urgente, o Transtorno Bipolar.

Vejamos agora com ocorre a moderna construção da rotina das combinações de medicamentos (e que frequentemente se repete na rotina ambulatorial): Após o início dos dois primeiros medicamentos (antidepressivos e antipsicóticosr[r]) adiciona-se, no hospital, durante a breve estadia de 2-5 dias, alguns outros medicamentos. Estes se destinam a tratar de tudo o que o paciente pode relatar do menu chinês de sinais e sintomas complexos.

Muitos pacientes recebem portanto Trazodona ou Mirtazapina para a insônia (antidepressivos conhecidos por ocasionalmente precipitarem episódios maníacos ou mistos, ou agravamento da ciclagem), Zolpidem ou outro "indutor de sono" convencional tal como Lorazepam.

---

r ou ocasionalmente antidepressivos e Lamotrigina

Muitas vezes eles recebem mais um remédio para a sua ansiedade, tal como um Benzodiazepínico, Buspirona, Gabapentina ou Hidroxizina.[s]

O paciente então pode também precisar uma medicação anti-inquietação para combater a inquietação gerada pelo antipsicótico, uma medicação anti-pânico e um medicamento para concentração. Desta forma, acaba se chegando com facilidade a uma combinação de 4 a 7 medicamentos.

Caso 15.4

Um homem de 28 anos com episódios maníacos desde os 16 anos de idade foi diagnosticado por acaso com Transtorno Bipolar aos 22, quando também sofria com o alcoolismo. Na alta de sua internação mais recente para o Transtorno Bipolar, a sua prescrição consistia em Escitalopram (antidepressivo), Quetiapina (antipsicótico), Aripiprazol (antipsicótico), Buspirona (anti-ansiolítico), Gabapentina (anti-ansiolítico) e a Naltrexona (anti-desejo de álcool). Note que este regime continha sete medicamentos psiquiátricos, incluindo um antidepressivo, mas sem estabilizador de humor tradicional. Este é geralmente o caso com regimes baseados na polaridade (ver capítulo 3).

Quando o paciente foi visto para acompanhamento, por outro médico, ele descreveu sintomas bipolares mistos de gravidade moderada a grave, com um pouco mais de sintomas maníacos graves (em comparação com a gravidade dos sintomas depressivos nessa fase). Isto poderia ser descrito como um Episódio Maníaco Misto (MMX, conforme descrito no Capítulo 5). Se continuasse desta forma, seria bem provável que o antidepressivo fisesse a condição geral piorar.[12,13,25,26,68]

A ansiedade, que exigia 3 medicamentos diferentes, poderia ter sido melhor tratada com uma diminuição lenta do antidepressivo (Capítulos 10 e 13) e a associação de um ou mais estabilizadores do humor. Desse modo, seria tratada a doença subjacente ao invés dos sintomas superficiais.

s Só muito raramente insônia abrupta e ansiedade são entendidos como sinto-mas maníacos ou mistos (sintomas de hiperativação, como descrito nos capítu-los 16 e 17) e talvez por isso sejam possíveis de serem tratadas com simples ajustes na dose de um ou dois estabilizadores de humor, ou um estabilizador de humor com um antipsicótico atípico (Capítulos 8 e 9). Necessariamente prescrito na ausência de antidepressivos, já que antidepressivos estão relacio-nados com piora da ciclagem,[4,19,27] episódios maníacos, [37,39] estados mistos,[12,13,25,26,68] depressões,[12,25,26] e comportamentos suicidas.[38,59]

O tempo é raramente usado na prática moderna do dia-a-dia para perguntar a história de vida de todos os episódios de humor e ter a certeza de que se fez o correto diagnóstico primário, após o qual a prescrição de medicamentos pode ser construída de uma forma baseada em evidências e tratando a doença primária nuclear. Quando se faz isso corretamente, muitos dos outros sintomas, tais como insônia, ansiedade, problemas de concentração, e mal-estar, desaparecem rapidamente.

Em vez disso, hoje em dia há a suposição de que existe uma medicação adequada para qualquer sintoma que o paciente possa descrever, independentemente do diagnóstico primário. É quase como se houvesse mais foco em sintomas individuais do que sobre a ideia mais provável que a maioria dos sintomas do paciente sejam expressões de uma única doença primária.

Ou seja, "uma droga para cada sintoma" ao invés de "Vamos avaliar cuidadosamente para ter certeza de que encontramos o transtorno primário, o qual nós então trataremos de acordo com a evidência baseada em princípios sólidos de conduta."[t]

Esta complexa polifarmácia (muitos medicamentos) pode, naturalmente, parecer funcionar a curto prazo para liberar o paciente do hospital. Por outro lado, o paciente aprende que, se em algum momento manifestar algum sintoma, isso pode resultar na obtenção de mais medicamentos e ficar no hospital por mais tempo.

O problema destas prescrições, que podem até parecer um pouco eficazes no hospital, é que podem ter um efeito muito sedativo. Os efeitos colaterais de todos esses medicamentos podem tornar a vida real do paciente bastante difícil fora do hospital. Os medicamentos da internação no hospital entretanto, raramente são reajustados, mesmo que eles não tenham tido sucesso em ajudar o paciente a alcançar a recuperação estável durante o tratamento.

No tratamento de longo prazo dos pacientes, é extremamente importante alcançar a recuperação estável (como descrito acima) e manter os pacientes assim por muitos meses, de preferência por anos, para que eles possam começar a reconstruir sua vidas.

t O diagnóstico primário correto costuma aparecer em um processo que inclui a ideia de hierarquia (um ordenação ou ranqueamento por urgência ou gravidade), que será discutida no Capítulo 12.

Os medicamentos mais prováveis de ajudar os pacientes nesta recuperação são os estabilizadores de humor, que são baratos mas extremamente eficazes. Infelizmente estes medicamentos hoje em dia são evitados, como se eles fossem "medicamentos velhos" (fora de moda). Eles também são vistos (incorretamente) como "tóxicos" ou perigosos por muitos médicos totalmente instruídos e até mesmo experientes. Esta crença sugere que estes médicos possivelmente nunca foram treinados para administrar estes medicamentos com segurança.

Certamente, existem riscos potenciais com os estabilizadores de humor e a administração segura requer um pouco mais de fiscalização e monitoramento. Algumas das preocupações sobre segurança e monitoramentos já foram descritas no capítulo 9. Pacientes e familiares também podem ser ensinados a ajudar no monitoramento.

Os medicamentos mais novos e mais populares têm sido comercializados mais ativamente pelas empresas farmacêuticas e parecem mais fáceis de gerenciar no início. Estes medicamentos, entretanto, podem ser mais perigosos na fase de manutenção contínua, que se estende durante anos, em oposição à fase aguda do tratamento, que dura apenas dias ou semanas.

É muito interessante que, quando estes estabilizadores de humor 'antigos' (agora com uns 30 a 40 anos de idade) são habilmente prescritos (com ou sem os antipsicóticos mais recentes, e com ou sem o mais recente estabilizador de humor Lamotrigina, mas sem os antidepressivos), eles fornecem uma boa sedação para dormir e redução da ansiedade o que muitas vezes faz com que alguns dos outros medicamentos sejam desnecessários. Desta forma, eles permitem a construção de uma combinação de medicamentos menor,[41] bem tolerada e mais efetiva para o tratamento a longo prazo.[20,21,131,143,210] O paciente pode ser tratado, estabilizado e reabilitado com êxito, sem se tornar um "zumbi".

Quando continuo enfatizando a "longo prazo", por favor, tenha em mente que o Transtorno Bipolar é uma doença que tem a duração de uma vida. Parece-me ser chegada a hora de ensinarmos nossos residentes não só o que é conveniente, 'novo e portanto, melhor', rápido e aparentemente eficaz a curto prazo, mas também o que tem sido cientificamente demonstrado ser mais eficaz a longo prazo.

Após a hospitalização ou outro tratamento agudo, ajustes muitas vezes precisam ser feitos, focando no objetivo a longo prazo de recuperação e estabilidade.[143,190,210] Os medicamentos que foram inicialmente ministrados no hospital não são "sagrados"; eles são apenas o que eles precisaram tomar para acalmar o episódio agudo. As combinações de medicamentos usadas para a manutenção do tratamento a longo prazo são, na verdade, mais importantes para a perspectiva de sucesso no controle efetivo da doença.

Considere os resultados de um estudo de 2 anos com 1.656 pacientes bipolares I entrando no tratamento de manutenção para um episódio agudo maníaco ou misto: "Prescrição de antipsicóticos típicos e antidepressivos na primeira visita da fase de longo prazo do tratamento (12 semanas) foram prognósticos independentes de baixa taxa de recuperação e remissão."[210] Ou seja, se os pacientes que iniciaram o tratamento a longo prazo tiveram prescrição de antidepressivos ou antipsicóticos típicos, eles tinham menos remissão dos sintomas e menores taxas de recuperação de funcionamento.

Infelizmente, no cenário moderno, o tratamento iniciado durante o episódio agudo é frequentemente continuado enquanto mantiver o paciente calmo o suficiente para ficar fora do hospital na maior parte do tempo. Portanto, não é de surpreender que, quando os pacientes não alcançam uma recuperação estável,[18,20] concluam que sua condição improdutiva e emocionalmente dolorosa deva ser o resultado de uma doença sem esperança.

Alguns pacientes que vieram me procurar ainda tiveram a ousadia de perguntar a seus médicos anteriores se isso era o melhor que eles conseguiriam ficar, ou seja, um pouco agitado, irritável, instável, sedado em excesso, se arrastando e com episódios descontrolados de oscilção de humor. Seus médicos anteriores, principalmente psiquiatras, alegaram quase sempre que sim, dizendo que isso era o melhor que qualquer um poderia razoavelmente esperar com o tratamento do Transtorno Bipolar.

Estes pacientes, não aprenderam a audácia de concluir que seus tratamentos podiam estar sendo ineficazes e desconectados de evidência científica ou as vezes até mesmo contraproducentes. Isso é exatamente o que eu tento ensiná-los numa tentativa de empurrá-los para fora da desesperança, porque depois de alguns anos de tratamento com as abordagens acima citadas, sua desesperança está enraizada muito profundamente e é necessário um grande esforço para tirá-la de lá.

Para melhor ou pior, já não tenho disposição para procurar justificativas para as questionáveis combinações de medicamentos com as quais meus novos pacientes com Transtorno Bipolar chegam ao meu consultório.[u] Fazer isso seria o mesmo que dizer aos pacientes que o seu tratamento anterior era razoável e consistente com as evidências científicas, o que, infelizmente, geralmente não é. Seria o mesmo que dizer: "Sim querida, você é mesmo um caso perdido", o que, com os pacientes bipolares que tem chegado a mim durante os últimos anos, seria tolice. Nenhuma de suas condições é impossível, desde que seu tratamento seja reavaliado cuidadosamente e que eles estejam dispostos a tentar uma abordagem diferente.

Minha esperança é que a abordagem global para o diagnóstico e tratamento de Transtorno Bipolar seja reavaliada, para que este tipo de tragédia desnecessária só aconteça com muito menos freqüentemente daqui para a frente.

A explicação acima parece tranquilizar um pouco os pacientes; no entanto, dado que já contei-lhes que eles não são um caso perdido, e que seu transtorno é tratável, eles continuam a abrigar algumas suspeitas persistentes de que talvez eu tenha acabado de chegar de Marte. Minhas descrições clínicas geralmente alinham-se tão fortemente com suas experiência próprias, no entanto, que recuam um pouco e tentam dar à abordagem que estou descrevendo o benefício da dúvida por um tempo suficiente até que retornem para uma segunda sessão e talvez, até mesmo, experimentem o que eu recomendo.

---

u Uma breve olhada nestas combinações de medicamentos e uma revisão completa da historia de episódios de humor na vida do paciente, frequentemente é o suficiente para afirmar com grande possibilidade de certeza se estas combinações tem chance de levar o paciente a alcançar remissão e estabilidade.

Fundamentos para o tratamento bem sucedido do Transtorno Bipolar.

CALM SEAS

Seção D:

Confundindo Termos Comuns e Novas Faces da Mania

Capítulo 16

Depressão e Ansiedade
A Necessidade Urgente de Um Novo Vocabulário...

Hora de Começar a Olhar Para a Ativação.

Depressão e Ansiedade são provavelmente os dois termos mais comuns usados hoje por pacientes, famílias e até mesmo os médicos, para descrever os estados de humor dos pacientes bipolares. Infelizmente, da maneira que são utilizadas agora, essas descrições têm se tornado inúteis ou completamente enganosas. Este capítulo oferece uma forma diferente, uma maneira mais útil de visualização dos estados de humor do Transtorno Bipolar.

Por favor, considere as seguintes definições:

Depressão, Substantivo.

1. Qualquer sentimento desagradável, indesejado, doloroso, triste ou menor do que o sentimento ideal, sob quaisquer condições ou circunstâncias, por qualquer motivo, a qualquer momento ou lugar, ou para qualquer duração, independentemente de qualquer outra coisa.

2. na prática cotidiana de Psiquiatria Clínica, um episódio depressivo completo.[24]

Ou seja, a descrição em #1 acima geralmente não é questionada de maneira adequada, cuidadosamente e em detalhes, mas, em vez disso, é rapidamente considerada como um episódio depressivo completo, (pelo menos duas semanas de depressão grave e quase incapacitante, com sintomas depressivos muito específicos,[24] ver Apêndice). Então esta suposição fornece a aparente justificativa para que o médico prescreva um tratamento com medicamento antidepressivo.

Ansiedade, Substantivo.

1. Qualquer outro sentimento ruim não descrito como depressão, especialmente quando alguém se sente "super ativado" de alguma forma, ou seja, agitado.

Como quase que posso dizer da minha observação diária na prática dentro do consultório, as descrições acima abrangem quase todas as descrições dos estados e sintomas descritos na prática ambulatorial psiquiátrica moderna. Ouvimos falar e discutimos a sensação de apenas dois estados, depressão e ansiedade. No capítulo 5, sobre episódios mistos, eu salientei que quase todas as consultas com quase todos os pacientes bipolares começa com a queixa principal de "Doutor, estou deprimido". Para melhor ou pior, o mesmo poderia ser dito por quase todos os pacientes que vejo que sofrem de qualquer outro distúrbio. Por várias razões, nós progredimos ao ponto onde "Eu estou deprimido" essencialmente significa "Sinto-me mal de alguma maneira" ou "Sinto-me menos do que completamente bem", em qualquer aspecto.

Uma lista limitada e incompleta de algumas das coisas que os pacientes descrevem como "depressão", mas que acaba sendo algo mais após os questionamentos, é:

Tristeza, dor ou luto normais e adequados.

Discussões com o marido/esposa/parceiro ou tensão no relacionamento.

Pressões financeiras, pobreza, fome.

Pressões no trabalho, chefe difícil, colegas de trabalho difíceis, ambiente de trabalho hostil.

Problemas com as crianças, educação infantil, desacordo com cônjuge sobre como criar os filhos, crianças com problemas comportamentais ou acadêmicos, crianças retiradas de casa ou precisando de um descanso a curto prazo ou a longo prazo longe da família.

Efeitos emocionais de doenças com o paciente, cônjuge ou filhos.

Demanda de trabalho opressiva, muitas vezes em tempo integral, bem como criar crianças e realizar a manutenção da casa, especialmente se é mãe ou pai solteiro.

Abuso de álcool ou drogas do paciente, cônjuge, filhos ou outros parentes.

A necessidade de cuidar de um pai idoso ou pais e sentir-se sobrecarregado ao fazê-lo.

Dor crônica, fadiga crônica ou apnéia do sono.

Efeitos diretos de muitas doenças neurológicas, médicas ou cirúrgicas, crônicas ou agudas.

Efeitos colaterais dos psicotrópicos ou outros medicamentos, incluindo a sedação, embotamento emocional, interferência com energia e/ou motivação, etc.

Relacionamento atual abusivo e/ou trauma residual de abuso na infância.

Ficar sem medicamentos, tomar medicamentos incorretamente, pegar os medicamentos de outra pessoa.

Incapacidade de manter as atividades devido ao estado maníaco ou misto.

Desânimo compreensível e sensação de esgotamento, ao longo da vida, no processo de lidar com a doença bipolar, às vezes porque o tratamento demanda muito tempo, dinheiro e esforço, especialmente se o tratamento é ineficaz.

Algumas vezes, estas situações são acompanhadas por uma doença depressiva clara, mas mais frequentemente não. Em tais situações é sábio não tentar tratar um episódio de doença depressiva bipolar que não existe já que isto faz com que a condição fique pior e menos tratável.

Para exemplificar mais uma vez como esta maneira de chamar toda perturbação emocional de depressão ou ansiedade se disseminou em nossa cultura psiquiátrica, há uma clínica em nossa área especializada em triagem de diagnóstico de novos pacientes. Como parte de sua avaliação padrão, eles aplicam dois instrumentos de rastreio comprovados, um para depressão e outro para ansiedade. Entretanto, existem muitos instrumentos bons de rastreio para toda a gama de doenças psiquiátricas, incluindo a esquizofrenia, Transtorno Bipolar e outras,[212] mas os únicos aplicados são para depressão e ansiedade.

Como chegamos aqui?

Na década de 1980 a depressão não era diagnosticada com a frequência que provavelmente deveria ter sido. Os tratamentos farmacológicos para a depressão disponíveis naquela época eram associados com efeitos colaterais incômodos, eram de alguma forma perigosos e potencialmente letais por overdose. O tratamento da depressão era, portanto, muitas vezes delegado para médicos especialistas em transtornos mentais, os psiquiatras. Infelizmente, como agora, não havia psiquiatras suficientes.

Como resultado da depressão sendo insuficientemente diagnosticada e os pacientes não **conseguindo** tratamento, houve uma campanha de sensibilização pública lançada em 1993 como uma '*joint venture*' do Departamento de Saúde e Serviços Humanos dos Estados Unidos,[160] juntamente com profissionais de saúde, instituições acadêmicas e a indústria farmacêutica. Esta campanha visava alertar os pacientes, familiares e médicos sobre como eles poderiam detectar a depressão mais facilmente. Houve também a esperança e a intenção de que médicos de família e outros médicos generalistas pudessem identificar e tratar os pacientes deprimidos.

O movimento em direção a uma maior identificação e tratamento da depressão, na verdade, começou no final de 1987 e em 1988, quando o

Prozac (fluoxetina) estourou. A chegada do Prozac mudou tudo.[117] O Prozac foi o primeiro antidepressivo da classe ISRS (inibidores da recaptação da serotonina) extremamente bem sucedido. Wellbutrin (Bupropiona, não um ISRS) chegou aproximadamente ao mesmo tempo, mas não teve o mesmo sucesso instantâneo. O Zoloft foi aprovado em 1992, e o Paxil em 1994 e estes dois também foram sucessos instantâneos para as indústrias farmacêuticas que os desenvolveram e para as empresas que os comercializaram.

Estes novos agentes revolucionaram o tratamento da depressão, assim como a sociedade foi sendo alertada para o quão comum a depressão era. Os novos antidepressivos foram, no geral, um bom negócio. Eram mais seguros do que os antidepressivos prévios (principalmente os antidepressivos tricíclcicos), mais fáceis de administrar e monitorar. Podia-se receitar uma dose total terapêutica imediatamente no início do tratamento com alguns, ou no prazo de uma semana, com os outros.

Isso foi muito mais fácil do que com os medicamentos anteriores, que exigiam um acúmulo gradual de doses para o tratamento completo durante vários dias a algumas semanas. Doses suficientemente altas dos medicamentos anteriores dificilmente eram atingidas na prática clínica. Como resultado, os psiquiatras consultores para os fabricantes de Prozac pressionaram fortemente as empresas para não oferecerem uma dose ainda mais baixa do que uma dose terapêutica completa, que é, uma cápsula de 20 mg tomada uma vez ao dia.

Com medicamentos mais facilmente tolerados em doses completas, pacientes, famílias, clínicos e até mesmo a sociedade, todos viram que a depressão se tornou muito mais tratável do que antes, às vezes com resultados dramaticamente melhores,[117] e todos os grupos acima ficaram surpresos com estes novos ISRS e com o Wellbutrin. O tratamento passou então a ser iniciado, portanto, com clínicos generalistas, e assim, eles se tornararm muito mais confiantes ao diagnosticar e tratar a depressão, tal como a campanha de sensibilização nacional esperava que acontecesse. Os médicos também começaram a perceber que os antidepressivos ISRS podiam ser utilizados para tratar outras condições além da depressão.[117]

Deve-se notar, porém, que nunca houve qualquer campanha nacional para educar os médicos generalistas e outros prestadores de cuidados de

171

saúde sobre o diagnóstico e tratamento do Transtorno Bipolar.[v]

Se um paciente, então, falhava em responder durante o tratamento com um antidepressivo por causa do surgimento de sintomas maníacos bastante proeminentes ou mesmo um episódio completo maníaco ou misto, isto era visto simplesmente como uma falha do tratamento antidepressivo. Geralmente se entendia que aquele antidepressivo não era o melhor para aquele paciente em particular. Em seguida, se aumentar a dose original do antidepressivo não ajudasse, o médico então partia para a troca do antidepressivo ao invés de reavaliar se o diagnóstico de depressão inicial estava correto.

O caminho da ansiedade fez curvas levemente diferentes para chegar no mesmo destino. Ainda na década de 1980, tivemos medicamentos altamente eficazes para a ansiedade, os Benzodiazepínicos (BZs) que ainda são prescritos hoje. Estes eram muito mais seguros do que os barbitúricos que eles substituíram, extremamente arriscados e viciantes, mas mesmo os BZs ainda tinham um risco viciante moderado, o que limitava um pouco seu uso na década de 1980 e limita a sua utilização ainda mais hoje.

No entanto, uma coisa engraçada aconteceu ao longo do tempo. Além dos antidepressivos ISRS estarem oferecendo um bom resultado para o tratamento da depressão, também foi descoberto que eles eram altamente eficazes para a maioria dos transtornos de ansiedade.[117] Assim, os médicos começaram a deixar de lado os BZs como o tratamento de escolha para a maioria dos transtornos de ansiedade. Os médicos generalistas e outros, que já estavam se sentindo extremamente confortáveis usando os ISRS para o tratamento da depressão, ficaram ainda mais entusiasmados com eles, já que também pareciam tratar ansiedade com sucesso. Ao mesmo tempo, começaram a ter dúvidas sobre o uso dos BZs para a ansiedade.

Além do potencial que os BZs têm para provocar ou agravar possíveis vícios nos pacientes para os quais eles foram prescritos, também tinham potencial de serem "desviados" para venda na rua, onde traficantes

---

v Como exemplo de como, ainda hoje, depressão e ansiedade continuam sendo vistas como mais comuns e importantes que o Transtorno Bipolar, o Encontro Anual da Associação Americana de Psiquiatria de 2013 ofereceu inúmeros cursos em que depressão e ansiedade eram mencionadas nos tópicos para discussão, e nenhum curso foi designado para Transtorno Bipolar primariamente.[168]

poderiam oferecê-lo por um bom preço a viciados. Se um médico receitasse um monte deles, isso poderia manchar sua reputação frente aos colegas, farmacêuticos e até mesmo na junta médica estadual, que em casos extremos, poderia suspender ou revogar a licença para a prática. Assim, isto foi e é um enorme incentivo para passar os pacientes dos Benzodiazepínicos para os ISRSs.

Alguns desses pacientes, no entanto, estavam medicados com média a altas doses de BZs desde seus 20 anos ou mais e, naquele momento, estavam por volta dos seus 50 ou 60 anos.

Uma passagem dos BZs ao ISRSs (ou ISRNs) não é nada fácil sob tais circunstâncias. Na minha opinião, muitos clínicos subestimam a dificuldade desta transição e subestimam também quanto tempo levaria para esta transição ser bem sucedida, se isso é mesmo possível com um paciente de longo prazo de uso como este. Também não há nenhuma garantia que um dado paciente que responde com êxito aos BZs também responderá da mesma maneira aos ISRSs.

Infelizmente, sob as pressões acima, alguns médicos generalistas simplesmente abandonam o problema ao se recusar a continuar com os BZs que eles, seu grupo de prática ou colegas, vinham prescrevendo durante anos, e encaminham o paciente ao psiquiatra para que consigam este medicamento.

Em todo caso, o resultado é que agora uma grande parcela dos pacientes com depressão e transtorno de ansiedade são tratados com ISRS, ou sua versão mais recente com propriedades semelhantes, os ISRN. Assim, de uma forma bastante clara, o diagnóstico clínico acima, utilizando instrumentos comprovados de rastreio apenas para depressão e ansiedade, pode ser considerado para selecionar os pacientes susceptíveis de responderem bem aos ISRSs e aos ISRNs. O que irá acontecer com os pacientes com outras doenças não está tão claro.

Todas essas mudanças ao longo dos últimos 25 anos tem também modificado a percepção de transtornos mentais e emocionais na nossa sociedade. A sensação agora é que os distúrbios que as pessoas comuns têm são depressão e ansiedade, justamente os transtornos que respondem aos ISRSs, ISRNs e outros antidepressivos.

Por outro lado, há a percepção de que se você tiver alguma outra condição, que não seja a depressão ou ansiedade, você deve ser "louco". Diante disso, as emoções que as pessoas esperam experimentar também são percebidas como depressão ou ansiedade, e estas se tornaram então as queixa principais e mais comum dos pacientes aos seus médicos.

Mesmo a mais breve menção de "depressão" é muitas vezes tomada como se o paciente esteja sofrendo de um episódio depressivo maior completo. Portanto um antidepressivo é muitas vezes prescrito imediatamente pelo médico, que esta cada vez mais ocupado e sobrecarregado, já que estes medicamentos são altamente suscetíveis de serem úteis, certo?

De certa forma, isso é uma coisa boa para algumas pessoas, visto que facilita que iniciem o tratamento se estiverem realmente doentes. Por outro lado, no entanto, é um pouco estranho, como se a depressão e a ansiedade tivessem substituído completamente o nosso conhecimento, descrição e discussão de todos os outros estados de sentimento humano.

Então, existe alguma maneira útil para que possamos superar estes obstáculos?

(modéstia a parte, eu deveria lembrá-lo que eu sou um especialista em Transtorno Bipolar. Também estou ciente do seguinte ditado: "se a ferramenta que você tem é um martelo, todo problema começa a parecer um prego"; por favor, siga lendo).

As pessoas deixadas de fora pelo foco total na depressão e ansiedade, na nossa visão, incluem, entre outros, os pacientes com Transtorno Bipolar, especificamente aqueles com Transtorno Bipolar I (sintomas evidentes e episódios graves) e Bipolar tipo II (sintomas moderados com gravidade moderada dos episódios,[24] mas às vezes com curso clínico a longo prazo como o bipolar tipo I). (Ver Glossário e também Apêndice para descrições diagnósticas formais). A situação não é tão clara para aqueles com Transtorno Bipolar SOE (Sem Outra Especificação, que geralmente tem sintomas menos óbvios e de menor gravidade).[24,184,185]

Entretanto, pude constatar através da minha experiência que, quando o transtorno bipolar é detectado ou classificado, muitos clínicos fazem o diagnostico de Transtorno Bipolar um ou dois graus abaixo da escala de gravidade que o estado clínico do paciente realmente merece. Ou seja, eles, muitas vezes, diagnosticam o paciente como tendo TB SOE quando o paciente, na verdade, sofre do tipo mais severo do Transtorno Bipolar como tipo I ou II. Muitas outras vezes fazem o diagnóstico do paciente como tendo Transtorno Bipolar tipo II, quando, na verdade, o paciente apresenta o tipo I.

Ocasionalmente, este diagnostico **é feito por excesso de cautela, devido a** pressa para atender vários pacientes de forma rápida. Outras vezes, pode ser que o médico esteja tentando proteger o paciente contra um **claro estigma** (e discriminação por parte dos planos de saúde e outros) de ter uma doença mais grave.

Embora eu respeite o desejo de tentar proteger o paciente do estigma e da discriminação, a minha opinião é de que o mais importante é aplicar o diagnóstico correto. Isso melhora as chances de orientar o paciente no caminho certo para uma abordagem de tratamento bem sucedida e um bom resultado. Ter um diagnóstico "politicamente correto" é um pequeno conforto, na minha opinião, se você esta em uma fase incapaz de exercer suas atividades devido ao transtorno bipolar estar descontrolado e destruindo sua vida.

O resultado da tendência acima de "amenizar o diagnóstico" é que, existem muitos riscos de acontecer um tratamento malsucedido e incapaz de levar a uma recuperação estável, que está sendo discutida aqui, no que diz respeito ao Transtorno Bipolar I e II, com muitos pacientes que, atualmente, tem o transtor-no bipolar SOE.[24]

Por favor, consulte as descrições dos sintomas DSM-IV-TR necessários para diagnosticar os transtornos citados acima,[24] no apêndice 1.

Como mencionado em capítulos anteriores, o problema aqui é que ISRSs, ISRNs, e outros antidepressivos não ajudam na grande maioria dos pacientes bipolares I e II, e podem, mais frequentemente, estar associados com a piora do quadro clínico.

Infelizmente, como mencionado acima, para educar os médicos sobre Transtorno Bipolar nós ainda não aplicamos nem mesmo uma fração do tempo e esforço que usamos no passado para educar sobre Depressão. Portanto, mesmo quando as coisas vão mal, porque o paciente na verdade tem Transtorno Bipolar em vez de depressão, não conseguimos sequer reconhecer isso como sendo o problema.

Pacientes bipolares têm, rotineiramente, estudo após estudo, sintomas graves por 5 a 16 anos antes de receberem o diagnóstico correto.[58,63,66,69,156,201,202] Portanto, eles também podem ficar de 5 a 16 anos em tratamentos que provavelmente estejam associados com a piora de sua condição do que com a melhora.

Tenho uma sugestão que pode ajudar tanto com a limitação de nossa linguagem de apenas duas palavras para descrever todas as emoções humanas, bem como com o risco de pacientes bipolares permanecerem não detectados e acabarem recebendo um tratamento ineficaz.[182,200]

É a introdução da dimensão da **ATIVAÇÃO**,[79,206] que inclui a ativação excessiva ou Hiperativação, a ativação normal e ativação insuficiente ou Hipoativação. Isto é, naturalmente, uma maneira sorrateira de introduzir conceitos bipolares no mundo restrito da depressão, e vocabulário das décadas de 1990, 2000 e 2010.

Em um importante e recente estudo,[206] a ativação "provou ser o mais potente diferenciador entre pacientes unipolares versus bipolares." Tradução: Níveis mais altos de ativação foram o marcador mais eficaz para separar pacientes bipolares de pacientes com Transtorno Depressivo Maior. É interessante considerar quais sintomas do DSM-IV-TR[24] distinguem o Transtorno Bipolar do Transtorno Depressivo Maior. Esta diferença se dá pela presença de Mania - uma síndrome de Sintomas Maníacos. Seguindo este raciocínio, tem-se que altos níveis de ativação ou ativação excessiva, indicariam uma alta probabilidade de sintomas maníacos, que estão presentes em episódios maníacos ou mistos.

Hiperativação envolve qualquer estado acelerado ou super-energizado. Isto pode incluir agitação, irritabilidade, raiva, euforia, grandiosidade, ansiedade alta, energia alta, libido alta ou atividade sexual excessiva, falar muito, fazer muitas coisas e coisas diferentes, agir por impulso, engajar-se em comportamentos de alto risco, ficar muito distraído e ter pensamentos acelerados ou pensamentos intensos ou muitos pensamentos ao mesmo tempo. Também pode envolver problemas para dormir, muitas vezes por causa do excesso de energia ou por-que o corpo e a mente acelerados não deixam o paciente "desligar". Se esta condição continua sem tratamento ou tratada sem sucesso por longos períodos de tempo pode, em alguns casos, levar a comportamentos mais perigosos, abuso de álcool ou drogas, perda de contato com a realidade, confusão, desidratação, ou esgotamento físico e colapso.

Na minha experiência (em contraste com a descrição oficial no DSM-IV-TR[24] que caracteriza a insônia na mania como diminuição da necessidade de sono), o paciente muitas vezes quer dormir mais, está bem ciente de que ele ou ela precisa dormir mais, repetidamente tenta dormir, mas simplesmente não consegue acalmar a agitação do corpo e da mente para isso.

Alguns observadores têm descrito a diminuição da necessidade de sono, mesmo em pacientes com o Transtorno Bipolar I ou II bem estabelecidos, como "insônia depressiva",[121,122] se o paciente sente que precisa, mas não consegue dormir. Isso não parece nada razoável para mim pelo seguinte motivo:

A insônia geralmente começa na infância e muitas vezes é o primeiro sintoma do Transtorno Bipolar.[56,203] Como resultado, quando os pacientes vêm ao consultórios quando estão com seus 20, 30, 40 ou 50 anos, eles geralmente estão no curso tardio do Transtorno Bipolar (Capítulos 4 e 5). Uma proporção significativa deles apresenta estados mistos de ciclagem rápida com insônia, e uma elevada proporção deles tem sofrido grave privação de sono por décadas.

Eles se sentem vivos, ansiosos, nervosos e irritados, mas exaustos e com uma necessidade urgente de dormir melhor. Muitas vezes estão bem cientes que precisam dormir mais mas simplesmente não conseguem desacelerar. Em tais situações, restaurar o sono normal e um ciclo vigília-sono normal, torna-se a prioridade número um do tratamento (capítulo 6).

Agora, note que esses pacientes não estão tendo problemas para dormir devi-do à Hipoativação; eles estão com problemas para dormir devido ao excesso de ativação, quase sempre acompanhado por alguns outros indicadores deste **excesso de ativação**, como pensamentos acelerados, distraibilidade, irritabilidade, impulsividade, etc.[206]

Portanto, em minha opinião e experiência, um paciente com Transtorno Bipolar I ou II bem estabelecido que não consiga dormir apesar do esforço claro e da boa intenção em fazê-lo, e esteja dormindo menos de 6 horas por noite, ou substancialmente menos do que sua quantidade habitual de sono quando está bem, então esta insônia é um componente maníaco de um estado maníaco ou misto (veja regra de Duffy no Capítulo 6).

Exigir que o sono esteja sendo "desnecessário" para ser considerado "diminuição da necessidade de sono" maníaca ou de episódio misto é algo simplesmente irracional e nestas circunstâncias pode ser ilusório.[122] Esta pode ser uma das razões, por exemplo, que justificam o sub-diagnóstico substancial dos estados mistos e de mania.[63-65,69,79,94,140]

Hipoativação está presente quando a pessoa não tem nenhuma energia, nenhum interesse, não sente prazer em nada, sente-se sem motivação, perde o interesse social em entes queridos e pessoas em geral, perde o interesse sexual, frequentemente dorme muito,[146] e muitas vezes não têm suficiente energia ou interesse para fazer qualquer coisa. Pode parecer como se eles estivessem pintados no sofá ou na cama e mal estivessem vivos. Muitas vezes dormem demais ou ficam na cama deitados na tentativa de tentar escapar do estado de sentimento horrível que estão experimentando. Eles podem perder o interesse na medida que eles não vêem sentido em viver. Enquanto a pessoa excessivamente ativada muitas vezes está inundada de pensamentos, o paciente sub ativado não tem a energia suficiente para ter qualquer atividade mental, e a pouca que existe, tem uma coloração muito negativa. É como se corpo e mente estivessem fechados, e eles querem que tudo e todos vão embora e os deixem sozinhos.

Você deve ter notado que o que eu descrevi como Hipoativação tem muitas características que poderíamos pensar de quando estamos pensando em depressão moderada ou severa. Por outro lado, pense por um momento o quanto está contido na ideia de ativação excessiva, conforme descrito nos parágrafos anteriores.

Pense em quão pouco dessa ativação excessiva é coberta pelo termo de "ansiedade", como também é mostrada na Figura 16.1.

Figura 16.1

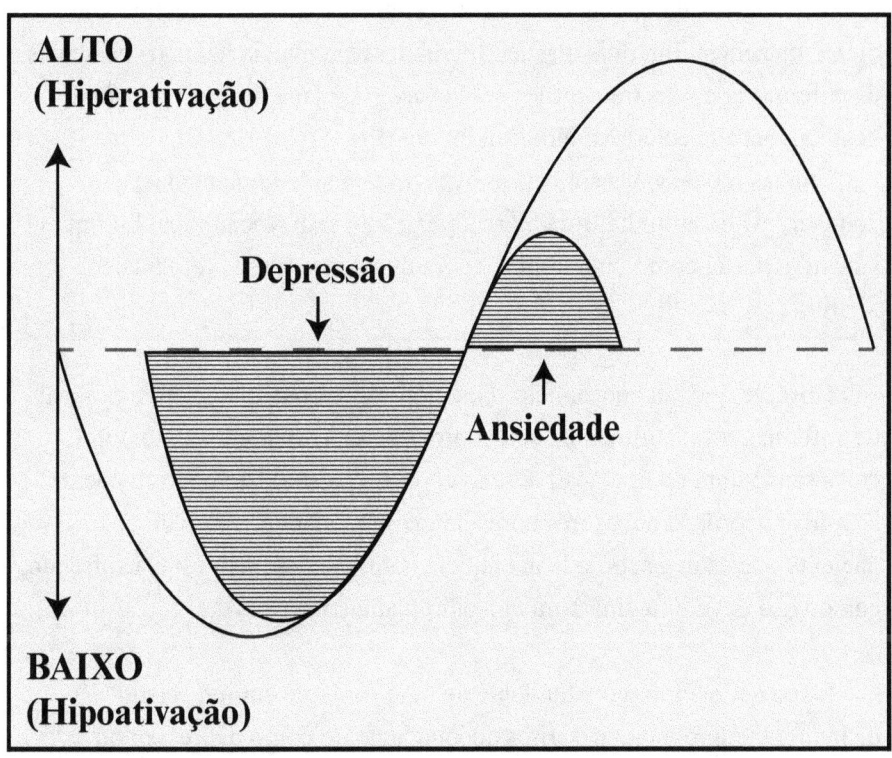

Esta é a parte que está faltando no nosso vocabulário atual e na nossa maneira de pensar. Muito da ativação excessiva que o termo "ansiedade" nao abrange deveria nos indicar uma possibilidade de estados anteriormente insuspeitos de serem maníacos ou mistos, indicando, assim, um Transtorno Bipolar. Aqueles que já tem o diganóstico de Transtorno Bipolar, alta ansiedade e insônia grave, deveriam imediatamente remeter à esta ideia e nos colocar em busca de mania ou estado misto.

Deixe-me oferecer um exemplo apenas de excesso de ativação que não é totalmente coberto pela ansiedade, a história de Hilary, que gentilmente ofereceu-se para compartilhar seu caso (caso 16.1):

Caso 16.1

"Enquanto estava no hospital, depois da minha tentativa de suicídio, as enfermeiras e o meu psiquiatra ficaram muito impressionados com minha energia, minha conversação em grupos e meu envolvimento com outros pacientes. Em dois dias, eu literalmente conhecia todos os pacientes da enfermaria e seus transtornos – eu estava maníaca. Eu fui liberada do hospital, porque eu estava indo 'muito bem'.

Minhas medicações antidepressivas tinham sido aumentadas, o que pode ter levado a minha 'rápida' recuperação – sem trocadilhos. Eu fiquei vagando por lá como uma idiota. Agora que penso nisso, vejo que era hilário."

Observe que, na época, nem o médico, nem a paciente, nem o pessoal de enfermagem identificaram seu comportamento exaltado como outra coisa senão uma recuperação desejável da depressão. Isto ocorreu apesar dela ficar acordada até as três horas da manhã, falando com o único paciente que estava acordado até àquela hora, que também estava sofrendo, como você deve imaginar, um episódio maníaco.

Isto é um exemplo contundente de uma paciente em um estado de humor e energia não descritos adequadamente como depressão ou ansiedade, mas sim como uma forma completamente diferente de ativação excessiva, exigindo um diagnóstico e uma abordagem de tratamento totalmente diferentes.

Fundamentos para o tratamento bem sucedido do Transtorno Bipolar.

CALM SEAS

Capítulo 17

Ansiedade Grave: Um Possível Terceiro Tipo de Mania?

Quando se considera a possibilidade de mania, a maioria dos médicos e pacientes tendem a pensar em alguém eufórico, espumando, com a mania de ser o "topo do mundo". Mas, e se ainda houvesse uma terceira apresentação de mania, que até agora foi descrita com pouca frequência?

Considere os seguintes casos:

Caso 17.1: Isto inclui uma nota a um psiquiatra de uma clínica pública que era o responsável pelo caso da paciente (um médico que trabalha com pacientes em questões básicas, tais como dinheiro, trabalho e habitação):

O responsável pelo caso contou que a paciente tinha remarcado a consulta para mais cedo por estar sentindo uma "ansiedade grave". Quando a paciente tentava dormir, sentia o coração acelerado, tremores e calafrios, incapacidade de parar de pensar e sentia como se sua cabeça fosse um hamster em uma roda de exercícios. Vinha tendo dificuldade em pegar no sono, problemas para manter-se dormindo e só conseguia ter cerca de 4 a 6 horas de sono por noite. Além disso também estava tendo algumas alucinações leves.

O responsável pelo caso e a paciente estavam se perguntando por que o psiquiatra vinha suspeitando de Transtorno Bipolar. Além disso, também solicitavam uma medicação noturna que controlasse a ansiedade para que pudesse dormir melhor.

Agora, olhando para isto do ponto de vista da ativação discutido no último capítulo, você diria que esta paciente esta excessivamente ativada, ou sub-ativada? Observe que o responsável pelo caso pensava que a paciente provavelmente precisava de um remédio para o sono, possivelmente como Zolpidem e um remédio para ansiedade como Lorazepam ou Clonazepam. Note agora como o psiquiatra encontra uma maneira diferente de tratar a insônia e ansiedade.

Dada a ansiedade exuberante, pensamentos acelerados, problemas para adormecer e permanecer dormindo, insônia global significativa com apenas 4 a 6 horas de sono por noite e algumas alucinações, o psiquiatra observou um padrão de ativação excessiva.[44]

Fazendo mais algumas perguntas e aplicando o critério padrão DSM-IV-TR,[24] ele diagnosticou Transtorno Bipolar Tipo I - Episódio Maníaco.[24] Discutiu isso com a paciente e também com o médico responsável pelo caso. Por causa do diagnóstico de Mania, o psiquiatra iniciou o tratamento do paciente com o estabilizador de humor Divalproato de Sódio e reduziu o antidepressivo Fluoxetina, com programação de suspendê-la nas próximas consultas.

Quando a paciente retornou ao psiquiatra novamente 7 semanas mais tarde, o paciente estava com Divalproato 500 mg pela manhã e 1000 mg na hora de dormir. Ao invés da redução gradual que o médico tinha recomendado, o paciente tinha retirado totalmente a Fluoxetina, sem grandes problemas.

A paciente agora estava dormindo muito mais profundamente, 6 a 8 horas por noite, e acordando mais descansada. Estava visivelmente mais calma e otimista e sentia que provavelmente iria melhorar ainda mais, conforme descrito no capítulo 6.

A melhora no sono foi significativa, mas ainda não tinha voltado ao normal. A paciente estava nitidamente mais calma, mas ainda um pouco sobre-ativada. Portanto, o psiquiatra aumentou o Divalproato de 1500 mg/dia a 2000mg/dia, e solicitou dosagem sérica de Ácido Valpróico no laboratório para a semana seguinte. Os resultados do laboratório ajudariam a orientar os futuros ajustes do Divalproato caso fossem necessários para controlar os episódios maníacos da paciente.

Em resumo, ao invés de adicionar um medicamento para o sono e um medicamento contra a ansiedade, o psiquiatra adicionou um estabilizador de humor e aumentou rapidamente para uma dose susceptível de ser mais eficaz no controle da mania e, desse modo, também da ansiedade associada. O antidepressivo foi reduzido e então retirado. A paciente melhorou nitidamente e, não havia mais nenhuma necessidade de medicamento para sono ou medicamento ansiolítico.

Caso 17.2: Sra. N, uma paciente com pouco mais de trinta anos, com um diagnóstico bem estabelecido de Transtorno Bipolar chamou o serviço de atendimento no fim de semana relatando "ansiedade severa e depressão. Os remédios não estão ajudando."

Ela tinha recentemente começado a tomar um Antipsicótico Atípico (AAP, medicação Anti-Maníaca, consulte o Glossário). Depois de tomar o AAP por alguns dias precisou ir para o pronto-socorro duas vezes com enxaqueca. Então o médico que estava me substituindo naquela época retirou o AAP atípico.

Ela, então, aparentemente tentou novamente o AAP por decisão própria e sentiu ataques de pânico, apesar de já estar com uma dose baixa da medicação ansiolítica Lorazepam. Ela estava tendo dificuldades importantes para realizar as tarefas, visto que era uma mãe com filhos pequenos. Ela tinha uma vida praticamente sem alterações de pressões.

Na minha maneira de pensar, ansiedade severa é uma forma de Hiperativação,[44,206] em contraste por exemplo, com o mais pronunciado estado de Hipoativação, o sono, durante o qual geralmente as pessoas não sentem ansiedade.

Excesso de ativação no meu ponto de vista sugere mania,[44,206] então eu perguntei quantas horas ela estava dormindo por noite, e ela disse que de 4 a 6 horas. Ela então acordava com ansiedade e náuseas. Quando perguntei, ela relatou que também vinha sentindo pensamentos acelerados, distração, impulsividade e irritabilidade. Ela fez, é claro, um relatório de como se sentia mal com todos os sintomas citados acima, mas não havia nenhuma descrição espontânea e nenhum sinal de depressão, desesperança, etc.

Em resumo, ela teve um episódio maníaco aparente, não controlado pelo AAP, com manifestações incluindo insônia e ansiedade sem interrupções.

Ao perguntar sobre seus medicamentos prévios (e mantendo em mente a recorrência da enxaqueca), o paciente reconheceu que tinha tomado anteriormente o medicamento estabilizador de humor e anti-enxaqueca Divalproato de Sódio e achava que era útil e bem tolerado.

Ela não conseguia lembrar por que tinha parado com este medicamento. Estava ciente dos perigos de mal formações de nascimento e estava protegida contra gravidez. Nesse sentido, ela foi aconselhada a ficar sem o AAP, foi reiniciado o Divalproato e o problema foi resolvido.

Estes casos ilustram alguns pontos de **diagnóstico** importantes:
- Ansiedade Grave pode ser uma terceira, mas pouco descrita, apresentação da Mania (depois das apresentações mais comuns de irritabilidade/explosividade e euforia/sensação de topo do mundo).

- Se o paciente sente ter um Transtorno de Humor (Transtorno Depressivo Maior ou Transtorno Bipolar) e em seguida Ansiedade Grave e Resistente ao Tratamento, isso aponta para o Transtorno Bipolar, ao invés de Transtorno Depressivo Maior. Ou, mais simplesmente, a ansiedade que resiste a tratamentos prévios sugere que a condição de humor não seja Depressão, mas sim Transtorno Bipolar (Especificamente Mania ou Episódio Misto). Resumidamente, "ansiedade resistente a tratamento" sugere Mania ou Episódio Misto.

- Conforme descrito no capítulo anterior, se a queixa do paciente inclui Depressão, é importante pedir para ele explicar com mais detalhes o que é exatamente isso que está sentindo.

- Conforme descrito no capítulo 6, é crucial descobrir quantas horas o paciente tem dormido por noite ao longo da última semana, porque os pacientes altamente ansiosos também têm problemas para dormir. Se é um paciente com Transtorno Bipolar conhecido[w] e que está dormindo 6 horas ou menos por noite (apesar de ter a oportunidade de fazê-lo), isto exclui por todas as regras práticas a depressão Bipolar Pura. Atente-se

w Por favor, note que insônia é também bastante comum em pacientes com depressão unipolar (Transtorno Depressivo Maior).

para que em vez disso, esteja lidando com um episódio Maníaco ou Misto.

Estes casos também ilustram alguns pontos importantes sobre o tratamento do Transtorno Bipolar:

Se o médico, no caso 17.2 tivesse tomado a reclamação da Sra. N de "ansiedade grave", pelo seu valor nominal, um simples mas grande aumento de ansiolíticos benzodiazepínicos poderiam ter sido de alguma ajuda, um aumento do Lorazepam anteriormente de 0,5 mg duas vezes por dia, para uma dose maior de 1,0 mg três ou quatro vezes por dia,

mas...

- Usar os medicamentos ansiolíticos de rotina, tais como os benzodiazepínicos (BZs) para tratar a mania, incluindo a ansiedade associada com mania, é como tentar desviar um rinoceronte com um mata-moscas. Os BZs são sedativos e podem portanto diminuir a segurança ao dirigir ou operar máquinas perigosas, etc. Se o paciente é vulnerável a vícios, os BZs podem substancialmente aumentar o risco de recaída em abuso de substâncias. Os BZs não são susceptíveis de agravar o transtorno de humor em si, mas infelizmente também não são susceptíveis de serem muito eficazes, ou seja, a mania permanecerá praticamente inalterada,

o que nos leva ao próximo ponto...

- Em pacientes Bipolares,[x] os estabilizadores de humor são os melhores medicamentos Ansiolíticos.[y]

- Em muitos, mas não todos pacientes bipolares, reduzir e parar muito gradualmente os antidepressivos durante um período de 6 a 12 meses,

x também é importante em pacientes com transtorno de personalidade.[155]

y Apesar de terem sido tratados com todos os estabilizadores de humor convencionais na ausência de antidepressivos, alguns pacientes não apresentam melhora, e/ou não toleram os estabilizadores de humor. Nestes pacientes, uma alternativa razoável são os Antipsicóticos Atípicos (AA) em combinação com medicamentos para controlar a inquietação, como Benztropina, Diphenhydramina , ou outros, dados na ausência de antidepressivos.

sob supervisão do médico responsável pelo tratamento, pode ser a segunda melhor estratégia de redução de ansiedade relacionada com a medicação.

• O uso limitado e controlado de medicamentos padrão anti-ansiedade, tais como os BZs e os complementos, também podem ser extremamente úteis a curto prazo, mas com a implementação imediata das duas estratégias acima, eles tendem a ser cada vez menos necessário ao longo do tempo.

Isto então, frequentemente, nos permite reduzir os medicamentos ansiolíticos do paciente, permitindo construir uma prescrição menor, mais simples e mais segura.[41] Isto é importante para reduzir a probabilidade de interações medicamentosas e sedação excessiva ou lentidão devido a muitos medicamentos. Um regime menor, mais simples e mais tolerável também melhora as chances do paciente continuar disposto a continuar a tomar os medicamentos.

• Como outra possibilidade no caso 17.2, se o médico tivesse escolhido tomar a queixa inicial da Sra. M. de "ansiedade severa e depressão" pelo seu valor simples, ela ou ele poderiam ter concluído com isso que os antidepressivos, em particular os ISRS e ISRN, são muitas vezes eficazes para ambas condições e terminariam portanto, adicionado um medicamento destes,

mas...

• Ao fazer isso, eles poderiam falhar em inquirir mais e descobrir os sintomas maníacos, incluindo sono diminuído e fragmentado, pensamentos acelerados, impulsividade e irritabilidade, levando a graves interferências em seu funcionamento.

A situação na qual os antidepressivos são eficazes para ansiedade e depressão é no Transtorno Depressivo Maior, não no Transtorno Bipolar. Não há nenhuma evidência convincente na literatura demonstrando que adicionar um antidepressivo ISRS ou ISRN teria alguma chance de ajudar um paciente no momento de mania, mas teria uma boa chance de estar associado ao longo do tempo, com o agravamento da condição do paciente, incluindo uma oportuni-dade significativa de estar associado, ao longo do tempo, com uma piora da depressão.

Isso pode parecer difícil de imaginar, então procure nas referências por Rosa, Bauer e Eppel,[12,25,26] na seção Referências na parte de trás do livro. Depois, no Google procure o site PubMed e lá digite os nomes dos autores de um dos artigos, encontre o artigo específico, listado por ano e clique sobre ele. PubMed frequentemente tem um abstract, ou seja, um resumo do artigo. Seu bibliotecário local pode ser capaz de pegar o artigo completo se você quiser.

Os pontos fundamentais:

Olhar com muito cuidado para a mania antes de tratar a depressão e a ansiedade (ver Capítulo 12).

Ansiedade resistente ao tratamento em pacientes de humor envolve ativação excessiva e, portanto, sugere a mania ou estado misto.[44,204]

Ansiedade grave pode ser uma terceira apresentação da mania, bastante comum e, até agora, amplamente negligenciada.

Em pacientes bipolares, estabilizadores de humor são os medicamentos ansiolíticos mais eficazes.

CALM SEAS

Seção E:

Entendendo o Transtorno Bipolar em Três Dimensões

Dimensão I, a Perspectiva Longitudinal no tempo, discutida nos capítulos 4, 5, 8 e 9.

A explicação da dimensão II, na perspectiva vertical de cima para baixo, está no capítulo 12.

Dimensão III, a visão através do Espectro Bipolar, Transtorno Depressivo, e Doenças Relacionadas (A visão Horizontal), segue nos capítulos 18 e 19.

Capítulo 18

Visão Horizontal: O Espectro Completo do Transtorno Bipolar, Transtorno Depressivo e Transtornos Relacionados Incluindo Depressão Unipolar Altamente Recorrente.

A visão horizontal do Espectro Bipolar é geralmente apresentada em um gráfico da seguinte maneira:

Figura 18.1

Bipolar I	Bipolar II	Transtorno Bipolar SOE (Sem Outra Especificação)

Infelizmente, este tipo de gráfico não conta nem metade da história. A fim de compreender como o Transtorno Bipolar se encaixa em uma "paisagem sinfônica" mais interessante do transtorno de humor, nós devemos vê-lo com uma palheta mais sofisticada e com uma extensão mais ampla.

Vamos olhar para a ampla abrangência do Transtorno Bipolar através dos Transtornos Unipolares. Isso é mostrado na Figura 18.2 como uma longa distância horizontal da esquerda para a direita através da página, começando com o Transtorno Bipolar mais claro, o Tipo I, movendo-se para a direita através dos Transtornos Bipolares menos graves e menos claros, até a junção entre Transtorno Bipolar e Transtorno Unipolar, em uma depressão altamente recorrente (HRUD). Em seguida passamos pelos Transtornos Unipolares mais distintos, Depressão Maior Recorrente, depois, continuando a direita pelos Transtornos Unipolares menos graves e menos distintos até chegar nos Transtornos de Personalidade, que não são realmente Transtornos Unipolares, mas que, no entanto, se apresentam com situações muito depressivas ou desanimadoras e com alguns sintomas depressivos.

Figura 18.2, Espectro de Humor Horizontal Completo

Transtornos do Espectro Bipolar

Transtorno Bipolar I — Transtorno Bipolar II — Transtorno Bipolar SOE — Ciclotimia — Depressão Unipolar Altamente Recorrente — Depressão Unipolar de Baixa Recorrência — Episódio Depressivo Único — Distimia — Depressão SOE — Transtorno de Ajustamento — Transtorno de Personalidade

Depressão Maior Recorrente

Então, Deus do Céu, você pergunta, o que são todas essas coisas?? Para responder, vamos trabalhar da esquerda para a direita na Figura 18.2:

Transtorno Bipolar Tipo I é a forma mais óbvia e grave de Transtorno Bipolar, com um episódio maníaco ou misto completo em algum ponto durante o curso da doença, com duração de pelo menos uma semana (ou qualquer duração se a hospitalização é necessária, ou se houver sintomas psicóticos na mania) e que provoca prejuízos graves no trabalho e na vida social. O episódio pode ser eufórico ou irritável. Episódios depressivos não são necessários para o diagnóstico,[24] mas, no entanto, estão geralmente presentes. (Para obter descrições mais completas destes transtornos, por favor consulte o Glossário e Apêndice na parte de trás do livro.)

Transtorno Bipolar tipo II requer pelo menos um episódio muito semelhante a um episódio maníaco completo, mas menos grave e menos prejudicial. Isto é descrito como um episódio "hipomaníaco", ou seja, um episódio maníaco menor. Para se qualificar como hipomaníaco sob o DSM-IV-TR[24] o episódio deve durar pelo menos quatro dias, mas não causar perturbação acentuada na atividade social nem no trabalho. Para qualificar como tendo o Transtorno Bipolar tipo II, o paciente também deve ter tido pelo menos um episódio depressivo maior.[24]

Transtorno Bipolar SOE (Sem Outra Especificação) é um transtorno com sintomas maníacos semelhantes, hipomaníaco, e/ou sintomas mistos, mas de menor duração, e/ou menor gravidade do que aqueles descritos para bipolar I ou II.[24]

Ciclotimia é um Transtorno Bipolar Cíclico com numerosas manias e depressões menores ou subsindrômicas durante um a dois anos e com sofrimento ou prejuízo social ou no trabalho significativos.

Depressão Unipolar Altamente Recorrente (DUAR, por vezes classificada como "depressão cíclica") apresenta Episódios Depressivos Unipolares Recorrentes, mas essencialmente sem sintomas maníacos ou mistos. Algumas de suas características clínicas, incluindo a recorrência frequente, parecem semelhantes às do Transtorno Bipolar e aquelas de outras depressões principais recorrentes.[174,177]

Outra coisa surpreendente é que, mesmo que seja um Transtorno Unipolar (Somente Depressões - Transtorno Depressivo Maior),[24] a DUAR muitas vezes responde mal a Antidepressivos Convencionais/Unipolares e responde tão bem ou melhor em alguns estudos, e também na prática clínica, aos estabilizadores de humor Lítio[175,176,177] ou Lamotrigina. Em outras palavras, a DUAR é Unipolar, mas às vezes parece responder ao tratamento com medicamentos como se fosse Bipolar.

Assim a Depressão Altamente Recorrente é o elo, quase completamente esquecido, entre o Transtorno Unipolar e Transtorno Bipolar e é importante o suficiente para ser o assunto do próximo capítulo, Capítulo 19. Como mostrado na Figura 18.2 acima, uma parcela significativa dos pacientes com DUAR pode cair na categoria ampla dos Transtornos de Espectro Bipolar.[159,180]

Em seguida, ao passarmos da esquerda para a direita, temos Depressões Unipolares de Baixa Recorrência ou DUBR.[174] Este é um grupo muito mais variado de transtornos depressivos unipolares, incluindo alguns com características situacional e de personalidade, ao invés de pura doença de Transtorno de Humor.[177,178]

Transtorno Depressivo Recorrente é a categoria atual do DSM-IV-TR[24] que inclui DUAR e DUBR (ver Figura 18.2 acima), mas a DSM-IV-TR não menciona qualquer um destes transtornos especificamente, ou seja, a DSM-IV-TR não faz nenhuma distinção entre os dois.

A Depressão Maior, episódio único, é simplesmente isso, um único episódio de significativa depressão com duração de duas semanas ou mais.

O Transtorno Depressivo SOE (Sem Outra Especificação) é algo mais vago, com sintomas depressivos perceptíveis, mas sem qualquer episódio depressivo completo principal.

Distimia é uma depressão crônica latente de dois ou mais anos de duração que nunca atende aos critérios de depressão maior completa. Surpreendentemente, no entanto, alguns estudos têm mostrado que a distimia pode provocar tanto perturbações na vida como grandes depressões. A distimia precede a Depressão Maior na história de vida de alguns pacientes e isto pode então ser classificado como "depressão dupla".

Transtorno de adaptação é uma condição envolvendo reações excessivas ou disruptivas à vários fatores de estresse,[24] ou seja, situações ou eventos perturbadores. As reações, muitas vezes, incluem sentimentos depressivos. Eles podem não requerer tratamento e eles podem ser mais propensos a responder a Psicoterapia (tratamento com conversa) do que medicação ou outros tratamentos biológicos.

Transtorno de Personalidade é uma coleção de reações que

essencialmente ocorrem ao longo da vida e são ineficazes, mal-adaptadas ou autodestrutivas, que se manifestam diante de eventos ou situações estressantes da infância ou na atualidade. Transtornos de personalidade podem estar relacionados a algum trauma de infância e estas pessoas vivem vidas infelizes, muito estressantes, nas quais tendem a culpar os outros ou as circunstâncias externas. Como resultado, muitas vezes não respondem bem ao tratamento (ver Glossário).

Tratamento sem medicação é consistentemente eficaz para Transtorno de Personalidade, mas um recente estudo sobre Transtornos de Personalidade grave mostrou que os estabilizadores de humor foram significativamente mais eficazes do que os antidepressivos e os antipsicóticos.[155]

Até agora discutimos o espectro mais completo do Transtorno Bipolar através dos Transtornos Unipolares.

Em seguida, vamos examinar um pouco da história e do mistério envolvendo a ligação amplamente esquecida entre Transtorno Bipolar e Transtornos Unipolares: a Depressão Unipolar Altamente Recorrente.

CALM SEAS

Capítulo 19

Depressão Unipolar Altamente Recorrente (Depressões Frequentes sem Manias): O Distúrbio Unipolar, confundido com Bipolar.

(OU...O Elo Perdido Entre Transtornos Unipolares e Bipolares)

Por alguma razão, eu comecei a ver um punhado de pacientes com esta doença na década de 2000. Alguns tinham falhado com inúmeros ensaios de tratamento para a depressão que se esperaria terem funcionado bem. Eu estava ligeiramente familiarizado com este padrão, por conta de algumas palestras e discussões durante a minha residência no final de 1970 e 1980. Lembrei-me de uma doença chamada de "depressão cíclica", que foi caracterizada por frequentes episódios depressivos moderados a graves, sem episódios de mania ou hipomania significativos. Os episódios frequentemente tinham um ritmo mais regular, ou padrão cíclico ou ciclagem mais regular em comparação a outros episódios depressivos maiores (depressão unipolar de baixa recorrência), como mostrado na Figura 19.1 abaixo:

Figura 19.1

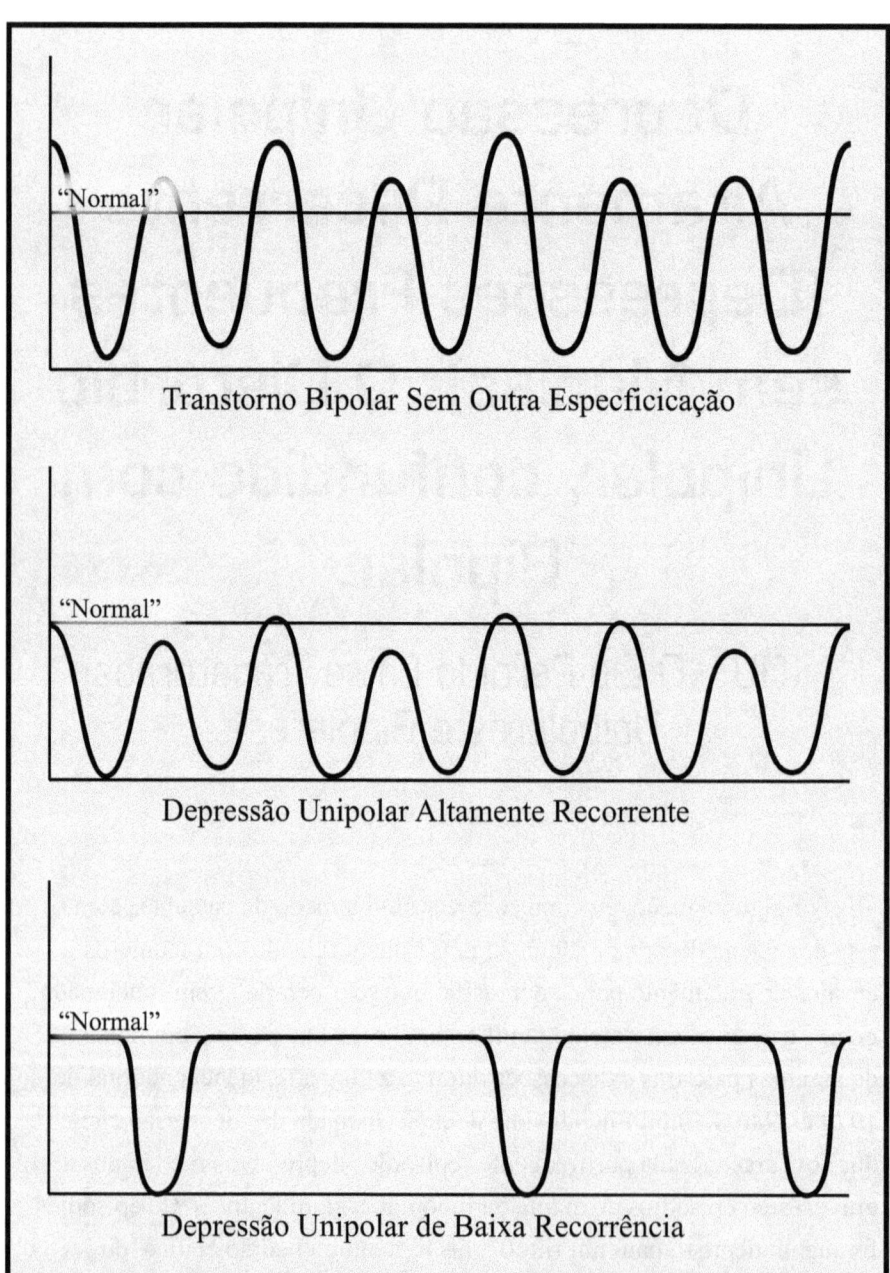

Transtorno Bipolar Sem Outra Especficicação

Depressão Unipolar Altamente Recorrente

Depressão Unipolar de Baixa Recorrência

Assim, comecei a tratar os pacientes acima com Lítio ou Lamotrigina, o mais recente estabilizador de humor tradicional, que parece mais eficaz para depressões do que para manias, e os pacientes geralmente se saíram bem. Entretanto, eu me sentia frustrado com a vaga lembrança que eu tinha da doença, e por não conseguir encontrar um artigo relacionado a ela em meus armários nem descobrir muito sobre "depressão cíclica" em uma pesquisa bibliográfica superficial.

Então, quando eu tive a oportunidade de participar da Conferência Internacional sobre Transtorno Bipolar em Pittsburgh, no ano de 2007, eu comecei a questionar especialistas de humor que poderiam me ajudar a descobrir algo sobre isso. Felizmente, um pessoal entendeu sobre o que eu estava falando, e me guiou até o Professor Guy Goodwin que, na época, era o presidente do departamento de psiquiatria na Universidade de Oxford. Ele explicou que o que eu tinha aprendido com o nome de "depressão cíclica" era mais comumente referido como "depressão altamente recorrente" (referida neste livro como depressão unipolar altamente recorrente). Ele gentilmente me enviou algumas referências úteis sobre este transtorno.

Estudos dos últimos quarenta anos, como revisto por Frederick K. Goodwin e Kay Redfield Jamison,[4,177] como também pelo Professor Guy Goodwin em Oxford, tinham mostrado surpreendentemente que este padrão distinto de depressões sem manias, por vezes, tinha respondido tão bem ou melhor com Lítio do que com medicamentos a antidepressivos convencionais.[175,176,191,198] Em outras palavras, esta doença parecia unipolar (depressão sem mania), mas a sua resposta ao tratamento e algumas de suas características clínicas[174] eram mais semelhantes ao que se esperaria de um Transtorno Bipolar.

Curiosamente, eu descobri recentemente um estudo sobre tratamento de manutenção em ciclagem rápida do Transtorno Bipolar, que alegou que "depressão refratária altamente recorrente pode ser a marca registrada da ciclagem rápida do Transtorno Bipolar".[179] Ou seja, como também discutido nos capítulos 4 e 5, depressão altamente recorrente é um dos quadros clínicos conhecidos do Transtorno Bipolar de curso tardio, e por isso pode se parecer muito com depressão unipolar altamente recorrente!

Se o médico, nesse caso, não obteve uma história de vida repleta de episódios de humor, ele pode facilmente ver este novo paciente com episódios depressivos freqüentes e sem manias recentes, e concluir que este paciente esteja sofrendo de depressão unipolar (Transtorno Depressivo

Maior), quando, na verdade o paciente está realmente sofrendo episódios depressivos em sequência, como parte do Transtorno Bipolar de curso tardio.

Em resumo, embora eu tivesse sido um especialista em transtornos do humor havia mais de 10 anos, a minha lembrança de Depressão Altamente Recorrente era muito vaga. Durante esses 10 anos, eu nunca tinha visto um artigo científico sobre esse transtorno e nunca tinha ouvido um colega mencionar.

Segue um exemplo de como o conceito de Depressão Altamente Recorrente ajudou um paciente e eu no processo de compreensão de seu transtorno de humor:

Caso 19.1: Sra. V procurou uma consulta comigo por volta dos seus 50 anos, com uma história de muitos anos de depressão tratados por médicos clínicos e psiquiatras com uma série de 8 antidepressivos diferentes, sem nenhuma melhora. Um deles, Bupropiona, chegou a deixá-la extremamente irritada.

Seis deles tinham sido tão mal tolerados que tiveram que ser interrompidos. Ela veio até mim tomando um antidepressivo mais novo, Escitalopram 10 mg ao dia, e vinha notando que este já tinha perdido eficácia depois de 1 ano. A Sra. V não tinha sintomas claros de excesso de ativação ou de mania. Eu tinha que preencher um Questionário de Transtornos do Humor[55] como parte da avaliação inicial de triagem para possível Transtorno Bipolar e as respostas não deram nenhuma sugestão de sintomas de mania ou sintomas mistos. Ela foi, portanto, diagnosticada como tendo depressão recorrente (doença unipolar), que se encaixa como Humor Deprimido Recorrente na Figura 19.1.

Assim, tentamos aumentar seu Escitalopram para uma dose mais eficaz de 20 mg ao dia, mas ela então experimentou piora da irritabilidade, junto com piora da aceleração dos pensamentos, distraibilidade, mudanças de humor e passou a sentir-se atrevida e irritada, "de saco cheio de tudo". Diante disso, diminuimos o Escitalopram para 15 mg ao dia e posteriormente voltamos a 10 mg.

Perguntei-lhe sobre uma descrição mais específica do padrão de suas mudanças de humor depressivas. (Muitas vezes eu faço isso de pedir aos pacientes para comparar seus padrões de variações de humor com as curvas da Figura 19.1 [sem os rótulos diagnóstico]). Ela descreveu um padrão mais consistente com Depressão Unipolar Altamente Recorrente, o diagrama de humor do meio na Figura 19.1.

Ela nunca tinha tido um ensaio com estabilizador de humor, por isso, com base na minha consciência dos padrões de resposta observados com Depressão Altamente Recorrente , nós associamos Lítio ao Lexapro e ela apresentou melhora significativa. Porém, ela não conseguia tolerar os efeitos colaterais do Lítio. Decidimos, portanto, substituir o Lítio pelo a AA Aripiprazol.[z]

Começamos com 2 mg ao dia de Aripiprazol e a Sra. V observou melhora constante e significativa dos sintomas ao longo dos 3 a 4 meses seguintes. Cada aumento de dose trouxe continuas melhoras até chegar aos 15 mg ao dia. Ela sentia como se fosse capaz de melhorar ainda mais em doses ainda mais altas.

Chama a atenção que esta dose esteja no limite superior do intervalo de dose recomendado para o Aripiprazol como adjuvante ou potencialização do tratamento da depressão resistente (2 a 15 mg ao dia) e apenas na extremidade inferior da faixa de dose considerada eficaz para a doença bipolar e mania mista nos ensaios de registro da FDA do Aripiprazol (ou seja, 15 ou 30 mg ao dia).

Um dos sintomas mais predominantes onde o Aripiprazol parecia mais ajudar era sua irritabilidade, um sintoma que ela havia mencionado várias vezes como ocorrendo junto com sua depressão. Então, eu perguntei a ela quantos anos ela tinha quando sentiu pela primeira vez a depressão com irritabilidade significativa. Sra. V então me contou que essas misturas de depressão com irritabilidade começaram aos 15 anos sendo os períodos breves de 1 a 2 dias.

Ela continuou a experimentar estes períodos sempre, alternando com períodos mais longos de depressão sem a irritabilidade. Neste ponto,

---

z Aripiprazol foi aprovado pelo FDA para o tratamento agudo de episódios maníacos ou mistos e para o tratamento de manutenção do Transtorno Bipolar. Também é aprovado como adjuvante ou potencialização do tratamento de Depressão Maior resistente, ou seja, isto cobriria qualquer uma das doenças que estamos considerando.

seu padrão de sintomas de humor e respostas aos antidepressivos e medicamentos antimaníacos (Lítio e Aripiprazol) parecia ter algumas das características do quadro superior de humor na Figura 19.1 (Transtorno Bipolar Sem Outra Especificação). Então tentamos reduzir o Escitalopram para abaixo de 5 mg ao dia, com mais uma ligeira redução da irritabilidade e a partir de então não houve mais recorrência de depressão.

Com as alterações da medicação citadas, mais de sete meses de tratamento se passaram desde a primeira inclusão do Lítio, em seguida com a mudança do Lítio para Aripiprazol, e com a ultima redução do Escitalopram, sua condição melhorou substancialmente em comparação com a primeira consulta. Ela agora se sentia tão bem como quando tinha 20 anos, 25 anos atrás.

O caso acima ilustra como o entendimento do espectro mais amplo de transtornos do humor pode melhorar substancialmente os resultados para determinados pacientes. A Depressão Altamente Recorrente, bem como suas ligações com Transtornos relacionados, foi quase totalmente esquecida, com exceção de alguns especialistas em transtornos do humor. Dada a diferença gritante entre a apresentação claramente Unipolar da Depressão Altamente Recorrente e da resposta totalmente diferente ao tratamento, pode-se suspeitar que estes transtornos sejam possivelmente responsáveis por milhares de falhas de tratamento, atrasando desnecessariamente a recuperação de milhares de pacientes.

Fundamentos para o tratamento bem sucedido do Transtorno Bipolar.

CALM SEAS

Seção F:

Visualizando o Futuro.

Capítulo 20

O objetivo

Nós temos a oportunidade de ajudar
5 milhões de pessoas, pacientes com
Transtorno Bipolar, seus familiares e entes
queridos, a alcançar uma qualidade de vida
substancialmente maior.

Existem aproximadamente 310 milhões de pessoas só nos Estados Unidos,[217] das quais aproximadamente 3 a 4%[1,45,55,183] sofrem de Transtorno Bipolar. Isto representa 10 milhões de pessoas com a doença. Talvez metade delas esteja em tratamento, ou seja, um total de 5 milhões de indivíduos.

Pelas informações que eu pude encontrar ate agora, pelo menos metade destas pessoas fracassam em atingir recuperação completa, ou seja, em torno de 2,5 milhões de pessoas. A doença e seus efeitos provocam sérios danos na qualidade de vida de pelo menos uma pessoa próxima ao paciente, e comumente bem mais do que isso. Portanto, o número de pessoas que se beneficiam de uma melhora real no tratamento do Transtorno Bipolar é de aproximadamente 5 milhões de pessoas. Este é o grupo de pessoas cuja qualidade de vida nós almejamos melhorar.

Como alcançar isso:

Este livro é um guia para pacientes, familiares e entes queridos, para explicar os achados da literatura científica de uma maneira que a maioria das pessoas possa entender e com referências suficientes para que você possa buscar e esclarecer as coisas por si mesmo.

Nos parágrafos seguintes, "nós" refere-se a todos nós que estamos lendo este livro. Juntos, nós podemos fazer uma boa diferença e chegar mais perto de alcançar o objetivo de melhorar a qualidade de vida de 5 milhões de pessoas, incluindo pacientes, familiares e entes queridos. Alguns dos caminhos são os seguintes:

1. Nós, e aqueles que conhecemos e com quem nos importamos, precisam ser bem informados a respeito do Transtorno Bipolar e seu tratamento. Nós podemos começar olhado para as coisas que interferem no nosso tratamento e nos nossos resultados através do DBSA (Depression and Bipolar Support Alliance) website, www.dbsalliance.org, no site do Dr. Jim Phelps, www.psycheducation.org, ou no nosso site, www.calmseas.us. *NT: No Brasil - Psicoeducacionais da Equipe do "Programa Transtornos Afetivos - GRUDA" do IPqHC-FMUSP www.progruda.com.

Leia o livro do Dr. Jim Phelps de 2006: *Why Am I Still Depressed?*, e este livro.

2. Nós precisamos desenvolver um sistema robusto de suporte e rede de contatos entre pacientes e seus entes queridos. Uma das chaves para isso são os grupos de apoio aos pacientes como DBSA (Depresssion and Bipolar Support Alliance) e NAMI (National Alliance for the Mentally Ill) *NT: No Brasil - ABRATA (Associação Brasileira dos Transtornos Afetivos).

Considere iniciar, na sua própria localidade, células da DBSA ou NAMI, ou começar a promover encontros se já houver associações na sua região.

Trabalhar com DBSA e NAMI de forma a capacitar seus membros, famílias e cuidadores a colaborar com os profissionais de saúde no tratamento, esperando obter melhores resultados clínicos para pacientes com Transtorno Bipolar de forma realista.

Apoiar a DBSA e NAMI na procura de apoio e recursos para assegurar o financiamento de pesquisas e investigação do Transtorno Bipolar. Treinar médicos para o diagnóstico e tratamento corretos do Transtorno Bipolar, e promover campanhas de informação pública, etc.

3. Para atingir as metas viáveis de resultados melhores e qualidade de vida para 5 milhões de pessoas, a preocupação sobre o Transtorno Bipolar e suas abordagens de tratamento bem sucedidas deve viralizar-se. Então, se você achar qualquer um dos recursos acima úteis, passe-os para outras pessoas que você conhece que poderia acha-los úteis também, e incentive-os a passar para a próxima onda de pessoas que possam se beneficiar. Compartilhe o que você achar interessante com seus contatos de e-mail ou redes sociais que estejam em condições de se beneficiar.

4. Precisamos estender a mão, participar e aumentar o conhecimento, na comunidade clínica e dos provedores em saúde, dos conceitos mais bem-sucedidos, princípios e abordagens de tratamento descritas aqui. Isto pode ser mais efetivamente conquistado através de grupos de apoio, como DBSA e NAMI .

Por favor, note que estas abordagens mais bem sucedidas têm sido quase completamente esquecidas nos últimos 10 anos. A maioria dos médicos formados nos últimos 10 anos ainda não foram informados sobre elas e/ou não tiveram formação adequada em sua aplicação clínica diária.[8,9,92,93]

Como resultado, a abordagem de manutenção, principalmente com antidepressivos e antipsicóticos para o tratamento da perturbação bipolar, é dominante nos Estados Unidos[8,9,92,93] e a taxa de falhas no tratamento associada a este fator é muito alta.[10,13,16,18,19,20,21,25,26,27,28,29,37,38,39,40,41,42,58,60,63,64,65,66,68,210]

Isso tem servido para aumentar o estigma a respeito do Transtorno Bipolar, levando muitos a acreditar que sua complexidade vai além da capacidade de qualquer um entender, e que é muito difícil de tratar, ou até mesmo completamente intratável.

Felizmente, nada poderia estar mais longe da verdade. O Transtorno Bipolar tem sim uma complexidade interessante, mas pode ser aprendido e compreendido facilmente. Muito disto é explicado claramente neste pequeno livro. Grande parte do resto pode ser entendido a partir do livro Dr. Jim Phelps.

E longe de ser intratável, o Transtorno Bipolar é perfeitamente manejável, se optarmos por abordagens comprovadas. Parece-me ser o momento de ensinarmos mais uma vez estas abordagens comprovadas aos nossos médicos e enfermeiros residentes em psiquiatria. Nós do Grupo Calm Seas ficaremos felizes em ajudar de qualquer maneira que pudermos.

Como parte deste esforço, precisamos ajudar os médicos a almejar e alcançar melhores resultados, em colaboração com os seus pacientes e familiares. Um possível próximo passo neste caminho é a versão clínica deste livro com mais detalhes sobre as abordagens de tratamento bem sucedidas e baseadas em evidências, além das especificidades quanto à forma de implementá-las.

5. A equipe do www.calmseas.com planeja oferecer a informação contida neste livro em todos os formatos úteis para os pacientes, suas famílias e cuidadores e clínicos, através de nosso site assim que estiver disponível .

Com o tempo, a equipe do www.calmseas.us planeja desenvolver para os médicos um curso online completo em Transtorno Bipolar de fácil utilização e com medidas de auto-avaliação. Nosso objetivo final é a emissão de certificados para aqueles que concluírem com êxito o curso.

Precisamos treinar de 500 a 1.000 médicos para que se tornem altamente experientes em Transtorno Bipolar e seu tratamento. Tais médicos, com conhecimento especializado sobre o Transtorno Bipolar, são urgentemente necessários e estão atualmente em falta.

Dependendo da procura, o esforço acima pode levar à formação de uma academia ou instituto de Transtornos Bipolares, como a J. Patrick Duffy, MD, do Centro de Transtorno Bipolar e Excelência Clínica, com o propósito de promover o conhecimento e a capacitação dos médicos no diagnóstico e tratamento de Transtorno Bipolar. Se surgirem oportunidades, também será possível estabelecer uma fundação para apoiar os esforços do

Centro de Duffy para melhorar os resultados do tratamento e qualidade de vida daqueles que sofrem com o Transtorno Bipolar.

6. Vemos resultados ruins no tratamento do Transtorno Bipolar em comparação com o tratamento de outras doenças, além de resultados pobres em comparação com os obtidos em outros países.[12,21,210] Também vemos resultados pobres dos nossos tratamentos quando comparados com os resultados, moderados a bons, facilmente alcançáveis com o uso das abordagens eficazes há tempos conhecidas.

Devido a isso, na minha opinião, deveria haver uma sub especialidade em psiquiatria para o Transtorno Bipolar. Esta sub especialidade teria programas de treinamento e de acreditação plena do conselho de exames de subespecialidade da Câmara Americana de Psiquiatria e Neurologia. Até agora, houve pouco apoio a essa ideia, mas eu vou continuar conversando ativamente com outros profissionais da área para saber se há uma mudança no nível de interesse.

Nesse meio tempo, no entanto, espero trabalhar com outras pessoas para desenvolver o ensino e exames compatíveis com os altos padrões dos conselhos de subespecialidades, para aqueles que desejam testar seus conhecimentos dessa forma.

Por favor, tenham em seus pensamentos e orações os 5 milhões de pessoas para as quais uma melhoria substancial da qualidade de vida é possível, mas ainda longe de ser alcançada.

Muito obrigado pelo seu interesse e atenção na leitura deste livro. Entre em contato com o nosso site e contribua com ideias adicionais que você tenha sobre como podemos alcançar nosso objetivo em www.calmseas.us.

CALM SEAS

Glossário e Abreviações

(Para descrições mais completas dos Transtornos Psiquiátricos, veja o Apêndice a seguir, ou DSM-IV-TR[24])

AA – Antipsicótico Atípico (algumas vezes referido como Antipsicótico de Segunda Geração. Estes são novos antipsicóticos como Clozapina, Risperidona, Olanzapina, Quetiapina, Ari-piprazol, Ziprasidona, Paliperidona, Asenapina, Iloperidona, Lurasidona, e outros, incluindo Loxapina. Parecem ser mais efetivos, e usados com mais frequência no Transtorno Bipolar que os antipsicoticos típicos, como o Haloperidol, Clorpromazina, Fluoperazina, Trifluoperazina.

Ativação – Se refere ao grau de energia e atividade e é importante porque junto com o número de horas dormidas em 24 horas, é um das maneiras mais precisas de se determinar se um paciente bipolar está em mania, estado misto ou depressão. É mais preciso que o relato de humor. (Veja os Capítulos 5, 6, e 16).

Transtornos de Ajustamento – Um transtorno de estresse que dura pelo menos 6 meses, mas causa sofrimento marcante ou prejuízo funcional e social.

ADs – Antidepressivos, ou antidepressivos regulares ou convencionais. Funcionam muito bem para depressão maior[24] (depressão, sem manias, ou hippomanias, ou estados mistos), mas parece ajudar apenas 1 em cada 6 pacientes bipolares com depressão.

ADB – Veja Antidepressivos Bipolares.

BCN – Bipolar Collaborative Network, veja≠ SFBN/BCN

Benzodiazepínicos – BZs, como lorazepam, clonazepam, alprazolam e diazepam. São medicamentos ansiolíticos com risco de dependência.

Três Grandes estabilizadores do Humor – Se refere aos estabilizadores de humor tradicionais. Lítio, Divalproato e Carbamazepina.

Antidepressivos Bipolares (ADBs) –Estes agentes, normalmente incluindo Lamotrigina, Quetiapina, Litio, Olanzapina e possivelmente Lurasidona, têm demonstrado efetividade no tratamento de depressão bipolar. São de maneira geral menos efetivos na depressão unipolar.

Transtorno Bipolar I – É a mais evidente e grave forma de Transtorno Bipolar. Requer um episódio maníaco ou misto completo, de pelo menos uma semana de duração (ou qualquer duração se hospitalização for necessária ou se ocorre psicose [perda do contato com a realidade]) e causa sério prejuízo, por exemplo: destruição de relacionamentos, perda do trabalho, prejuízo financeiro por descontrole de gastos, comportamentos de risco (direção perigosa por exemplo, promiscuidade, prisões), Hospitalização Psiquiátrica, Ou (PSICOSE). As Manias podem ser irritáveis ou eufóricas. Episódios depressivos não são necessários para o diagnóstico[24] mas são usualmente presentes.

Transtorno Bipolar II - Tem pelo menos um episódio similar mas menos grave (hipomaníaco) que dura pelo menos 4 dias e tem menor dano e consequências que o do Transtorno Bipolar tipo I. Episódio depressivo é necessário para o diagnóstico.[24]

Transtorno Bipolar SOE (Sem Outra Especificação) – Um transtorno com sintomas similares maníacos, hipomaníacos ou mistos, por um período curto, e menor severidade que aqueles descritos para o Transtorno Bipolar I ou II.[24] Transtornos do Espectro Bipolar – Transtorno Bipolar SOE, Ciclotimia, Depressão Altamente Recorrente HRUD (Veja capítulo 18 figura 18.2)

BZs – Veja Benzodiazepínicos.

Carbamazepina – Carbamazepina é o composto ativo encontrado em medicações como Tegretol, Tegretol CR, Tegretard. A forma com liberação controlada é a única liberada pelo FDA para o tratamento de episódios maníacos ou mistos nos EUA.

Ritmos Circadianos – Ritmos Biológicos Diários, incluindo o ciclo sono vigília.

Clínico – Médico ou outro profissional de saúde (incluindo enfermeiros, médicos assistentes, e outros, autorizados a prescrever medicamentos para pacientes bipolares).

Diagnóstico Correto – Quando me refiro à Transtorno Bipolar, geralmente presumo que o diagnóstico foi feito de forma cuidadosa, detalhada e objetiva. Quando houver dúvida, o paciente precisa ser reavaliado, incluindo uma revisão de toda a história de episódios de humor ao longo da vida.

CRBBT – Tratamento Baseado na Ciclagem e Recorrência. Esta abordagem foca na ciclagem e na recorrência como as características principais do Transtorno Bipolar (ao invés da polaridade). CRBBT se apoia robustamente no uso de estabilizadores de humor e tende a limitar o uso de antidepressivos (Veja o Capítulo 3).

Ciclagem – Se refere simplesmente à forte tendência do paciente com Transtorno Bipolar e outros transtornos de humor a ficarem ativados, com nível de energia aumentado, e oscilar o humor para cima e para baixo. Veja também Ciclagem Rápida, Ciclagem Ultra Rápida e Ciclagem Ultradiana.

Ciclotimia – Uma doença do humor cíclica que dura pelo menos um a dois anos com episódios maníacos menores (hipomanias) e episódios depressivos leves, sem preencher os critérios para um episódio maníaco ou depressivo completo. [24]

Inversão de sono - Isto ocorre quando o paciente tem a maior parte de seu sono durante o dia, e maior parte da atividade durante a noite. A não ser que o trabalho do paciente exija isso, por exemplo um policial, bombeiro, enfermeiro, etc, isto deveria ser evitado, já que isso é um problema sério e que pode interferir na recuperação do Transtorno Bipolar.

Depakene – Veja Divalproato

Depakote, Depakote ER – Veja Divalproato

Depressão (somente) – Veja Transtorno Unipolar.

Transtorno Depressivo SOE – Transtorno Depressivo que não preenche os critérios para nenhum outro Transtorno Específico do DSM-IV-TR. Exemplos incluem o Transtorno Disfórico Pré Menstrual, depressão menor, e Transtorno Depressivo Recorrente Breve.[24]

Divalproato – Divalproato de Sódio é o composto ativo de Depakote e Depakote ER. É uma forma de Ácido Valpróico/Valproato de Sódio. Acido Valpróico é também usado como o Divalproato, e é o composto ativo do Depakene.

DMX – Depressive Mixed Episode. – Episódio Depressivo Misto. Um estado misto depressivo mais grave e sintomas maníacos.

Doutor – O termo Doutor será usado para se referir a qualquer um que prescreva medicamentos. Este termo também pode ser usado para outros clínicos ou enfermeiros, médicos assistentes ou outros profissionais da saúde com privilégios de prescrição.

DSM, DSM-IV-TR – Diagnostic and Statistical Manual of the American Psychiatric Association. Manual de Diagnóstico da Associação Americana de Psiquiatria.
American Psychiatric Association (2000): *Diagnostic and Statistical Manual of Mental Disorders, Fourth Edition, Text Revision.* Washington, DC: American Psychiatric Association. (A próxima versão do manual depois do DSM-IV-TR será o DSM-5)

Distimia – Veja o Transtorno Unipolar a seguir. Transtorno Distímico é uma disfunção crônica similar a uma depressão e que dura pelo menos dois anos, mas nunca preenche critérios para um episódio depressivo maior.

Curso Inicial – Em muitos pacientes, os primeiros anos ou os primeiros episódios de Transtorno Bipolar, tem como características os episódios simples de mania ou depressão. (Veja o Capítulo 4) O curso Inicial do Transtorno Bipolar é inexistente em muitos pacientes com inicio na infância.

Equetro – Veja Carbamazepina.

FDA – Food and Drug Administration. Agência Federal Americana que aprova ou libera os medicamentos para serem usados em tratamentos de condições médicas nos EUA.

HRUD – Veja Depressão Unipolar Altamente Recorrente

Depressão Unipolar Altamente Recorrente – (Highly Recurrent Unipolar Depression, HRUD) algumas vezes chamada de "depressão cíclica" é um fenômeno unipolar, com recorrência de episódios depressivos, mas essencialmente sem episódios maníacos ou mistos claros. Algumas das suas características clínicas, incluindo ciclagem frequente, parece se assemelhar com as observadas em pacientes com Transtorno Bipolar e outras com as observadas em Transtorno Depressivo Maior (Veja Capitulo 18 e 19).[174,177]

Horas Dormidas em 24 horas – É exatamente o que o nome diz e deve ser abreviado pelo número, ou intervalo de números, com barra seguida de 24: então, ficaria como 7/24 que significaria 7 horas dormidas no período de 24 horas, ou 4-6/24 que significaria 4 a 6 horas por período de 24 horas. O período de horas dormidas na noite anterior é bastante importante. Se o sono de um paciente é dividido entre alguma dormida a noite e soneca durante o dia, devemos abreviar como 6+2/24, que significa 6 horas a noite e 2 durante o dia. Horas dormidas no período de 24 horas é o melhor marcador do estado atual, e é descrito com detalhes no capítulo 6 na regra de Duffy´s.

Hipomania – Uma forma menos grave de mania (Veja a definição segundo o DSM-IV-TR no apêndice).

IPSRT – InterPersonal and Social Rhythm Therapy. Terapia Interpessoal e de Ritmo Social. Esta terapia se foca em desenvolver uma estilo de vida com regularidade, como uma forma de estabilizar os ritmos circadianos, incluindo o ciclo de sono vigília.

Lamotrigina – O nome commercial original é Lamictal. É um estabilizador de humor com propriedades antimaniacas fracas, mas proteção robusta contra futuros episódios depressivos.

Curso Tardio – Em muitos pacientes, o curso tardio começa depois de 5 episódios de humor ou 5 a 10 anos de doença. O curso tardio é caracterizado por ciclagem rápida, ultra rápida ou ultradiana e por episódios mistos, que tem sintomas maníacos e depressivos ocorrendo ao mesmo tempo. Em alguns pacientes com episódios mistos, a ocorrência simultânea de depressão e mania faz oscilar bruscamente o humor para cima e para baixo, muito rápido, imprevisivelmente, e inteiramente independente um do outro, em um fenômeno descrito no Capítulo 4 e Figura 4.4 como Episódio Misto de Oscilação Brusca.

Litio – Carbonato de Lìtio. É o melhor e mais antigo estabilizador de humor, tendo sido descoberto em 1949 por um médico Australiano numa pesquisa de recursos e na tentativa de encontrar uma maneira de diminuir as mortes por exaustão na mania.
Os nomes comerciais principais são Carbolitium, Carbolitium CR e nos EUA há ainda a forma liquida, Citrato de Lítio.

LURD – Ver Depressão Unipolar de Baixa recorrência.

Depressão Unipolar de Baixa Recorrência – Veja o Transtorno Unipolar a seguir. É uma doença unipolar depressiva recorrente sem recorrência frequente, em contraste com a Depressão Unipolar Altamente Recorrente (HRUD).

Depressão Maior episódio Único – Veja Transtorno Unipolar. É simplesmente uma depressão que dura pelo menos duas semanas, mas sem recorrência.

Transtorno Depressivo Maior – Veja Transtorno Unipolar.

MINI – Mini International Neuropsychiatric Interview. Entrevista Estruturada. Um instrumento de rastreio para todos as doenças psiquiátricas mais importantes em uma única entrevista de cerca de uma hora.[212]

MIX – Pure/DSM-IV-TR[24] mixed episode. Episódio Misto Puro conforme o DSM-IV-TR. É um episódio relativamente grave com síndorme maníaca e depressiva completa durante quase todo o dia durando pelo menos uma semana ou mais.

Episódios Mistos ou Estados Mistos – Episódios de humor, contendo ambos sintomas maníacos e depressivos. Veja também DMX, MIX, and MMX.

MMX – Manic mixed episode. Episódio Maníaco Misto. Um episódio misto com Mania mais grave ou mais importante que os sintomas depressivas.

Mood Disorder Questionnaire (MDQ)[55] – É um questionario de rastreio desenvolvido por Robert Hirschfeld, M.D., da Universidade do Texas Branch em Galveston. É importante de ser usada junto de uma avaliação psiquiátrica completa.[85]

EH – Estabilizadores de Humor. Neste livro isto se refere aos quatro estabilizadores de humor tradicionais: Lítio, Divalproato, Carbamazepina e Lamotrigina, apesar de algumas outras medicações, principalmente os antipsicóticos atípicos, também apresentarem propriedades estabilizadoras do humor, como também a Oxcarbazepina.

PBBT – Polarity-based bipolar treatment – Tratamento Baseado na Polaridade. Esta abordagem vê a polaridade no curto prazo como a orientação mais importante para o tratamento (mais que a ciclagem e a recorrência, veja capítulo 3). PBBT se apoia robustamente no uso de antidepressivos, e frequentemente omite os estabilizadores de humor tradicionais.

Transtorno de Personalidade – uma coleção de transtornos que essencialmente ocorrem ao longo da vida, inefetivos, mal adaptativos, prejudiciais para si próprio, além de sentimentos de "depressão" ou "estresse", e infelicidade. Pacientes com Transtorno de Personalidade tendem a ver todos os problemas como sendo causados por outros ou por circunstancias externas, e como resultado estes transtornos costumam ser bem difíceis de tratar.

Polaridade – Se refere ao estado de humor, se para cima (maníaco) ou para baixo (deprimido).

Prescritor – Mesmo que Clínico.

Residente de Psiquiatria – Médico em processo de formação que dura pelo menos 4 anos nos EUA (3 no Brasil) de treinamento adicional além da formação médica para graduação. Como resultado se torna um médico especialista em psiquiatria.

Psicose – Significativa perda de contato com a realidade, por exemplo com alucinações ou delírios. As alucinações envolvem percepções de coisas ou pessoas que não existem. Pode acontecer com qualquer tipo de sentido mas acontece com mais frequência com a audição ou a visão. Delírios são crenças falsas impermeáveis e resistentes aos argumentos. Por exemplo quando uma pessoa falsamente acredita ser uma figura história e ter grandes poderes, ou quando sente estar sendo observados ou vigiados pela máfia ou pela CIA.

Ciclagem Rápida – Quatro ou mais episódios de doença por ano (total de episódios maníacos e depressivos juntos). Veja também Ciclagem ultra rápida ou ultradiana.

Rapidly Shifting Mixed Episode (RSME) – Episódio Misto com Flutuação Rápida do Humor – Veja também figura 4.4. Um episódio misto vigente que inclua mudanças bruscas entre estados de humor incluindo sintomas maníacos e depressivos. Pacientes no meio de um RSME geralmente tem ambos sintomas maníacos e depressivos variando de graus na maior parte dos dias.

Recorrência – Simplesmente se refere ao fato de que em transtornos de humor, incluindo o Transtorno Bipolar, os episódios de humor tendem a voltar repetidamente, ainda que sejam separados por intervalos de humor, energia e ativação normais.

Depressão Maior Recorrente – Veja Transtorno Unipolar a seguir.

Depressão Regular – Veja Transtorno Unipolar

Residente – Veja Psiquiatra Residente

RSME – Veja Rapidly Shifting Mood Episode.

Desregulação Grave do Humor - Severe Mood Dysregulation (SMD) – Uma doença infantil do humor com irritabilidade constante, em contraste com o Transtorno Bipolar na infância, que se espera ter irritabilidade episódica.

SFBN, SFBN/BCN – A Stanley Foundation Bipolar Network e seu grupo successor, o Bipolar Collaborative Network, é um time de especialistas em pesquisa e tratamento do Transtorno Bipolar em centro se pesquisa dos EUA e Europa. Este grupo tem sido responsável por diversos estudos grandes, cujos resultados tem sido publicados em dezenas de artigos, que servem de referência para este livro.

SMD – Veja Severe Mood Dysregulation-Desregulação Severa do Humor.

ISRSN – Inibidor Seletivo da Recaptação de Serotonina e Noradrenalina, como a Venlafaxina (Effexor), Duloxetina (Cymbalta), e Desvenlafaxina (Pristiq). Estes medicamentos são muito parecidos com os populares ISRS, mas devido ao seu efeito na noradrenalina, eles são mais ativadores, e justamente por isso mais propensos a desencadear mania ou estado misto em pacientes bipolares.

ISRS – Inibidores Seletivos da Recaptação de Serotonina. Fluoxetina, Sertralina, Fluvoxamina, Escitalopram, Citalopram. Estas medicações são efetivas para vários transtornos ansiosos, e são os antidepressivos mais comumente prescritos, como com outros antidepressivos, entretan-to, não são úteis no tratamento de longo prazo para pacientes com Transtorno Bipolar.

STEP-BD – Systematic Treatment Enhancement Program for Bipolar Disorder. Esta pesquisa foi financiada pelo National Institutes of Mental Health (NIMH). STEP-BD é um dos maiores estudos multicêntricos, e juntamente com o SFBN-BCN, o mais informativo. Estudos do STEP-BD são repetidamente referência para este livro.

Tegretol – Veja Carbamazepina.

UADs – Veja Antidepressivos.

Ciclagem Ultradiana – O curso tardio do Transtorno Bipolar, com ciclagem dentro do mesmo dia. [4,6] (Figura 4.3)

Ciclagem Ultra Rápida – Transtorno Bipolar de curso tardio com ciclagem de diferentes episódios de humor dentro de algumas semanas.[5] (Figura 4.2)

Transtorno Unipolar ou Depressão Unipolar – Esta é a Depressão Maior, que eu refiro em alguns momentos como "depressão normal", ou seja, depressão maior sem qualquer episódio maníaco, hipomaníaco ou misto durante a vida inteira do paciente. Se o paciente tem um episódio maníaco, hipomaníaco ou misto, o diagnóstico automaticamente muda para Transtorno Bipolar. A única exceção à essa regra é quando outros transtornos são encontrados e que possam provocar ou mimetizar mania, hipomania, ou sintomas mistos. Exemplos incluem abuso de álcool ou drogas, doenças clínicas ou neurológicas, ou esquizofrenia.

Antidepressivos Unipolares (UADs) – Antidepressivos Convencionais, que são mais efetivos na doença unipolar/depressão maior recorrente. Não são, entretanto, quase nunca efetivos no Transtorno Bipolar.

CALM SEAS

Apêndice

Critérios Diagnósticos Selecionados DSM-IV-TR[24] [aa]

I. Transtorno Bipolar tipo I, requer que o paciente tenha tido pelo menos um episódio Maniaco ou Misto (Veja os Critérios abaixo).

<u>Episódio Maníaco</u>

A. Um período distinto de humor anormal e persistentemente elevado, expansivo ou irritável, com duração mínima de 1 semana (ou qualquer duração, se a hospitalização for necessária).

B. Durante o período de perturbação do humor, três (ou mais) dos seguintes sintomas persistiram (quatro, se o humor é apenas irritável) e estiveram presentes em um grau significativo:
  (1) Auto estima inflada ou grandiosidade
  (2) Redução da necessidade de sono
  (3) Mais loquaz que o habitual ou pressão por falar
  (4) Fuga de ideias ou experiência subjetiva de que os pensamentos estão correndo
  (5) Distraibilidade (i. é, a atenção é desviada com excessiva facilidade por estímulos externos insignificantes ou irrelevantes).
  (6) Aumento da atividade dirigida a objetivos (socialmente, no trabalho, na escola ou sexualmente) ou agitação psicomotora
  (7) Envolvimento excessivo em atividades prazerosas com um alto potencial para consequências dolorosas (p. ex., envolvimento em surtos incontidos de compras, indiscrições sexuais ou investimentos financeiros insensatos)

---

aa Critérios Diagnósticos Reproduzidos neste Apêndice com permissão de **Diagnostical** *Manual of Mental Disorders, Fourth Edition, Text Revision* (Copyright 2000), American Psychiatric Association.

C. Os sintomas não satisfazem os critérios para Episódio Misto (ver a seguir)

D. A perturbação do humor é suficientemente grave a ponto de causar prejuízo acentuado no funcionamento ocupacional, nas atividades sociais ou em relacionamentos costumeiros com outros, ou de exigir a hospitalização, como um meio de evitar danos a si mesmo e a terceiros, ou existem características psicóticas.

E. Os sintomas não se devem aos efeitos fisiológicos direitos de uma substância (p.Ex., um abuso de drogas, um medicamento ou outro tratamento) ou de uma condição médica geral (p.ex., hipertireoidismo).

Nota: Episódios do tipo maníaco nitidamente causados por um tratamento antidepressivo somático (p. ex., medicamentos, terapia eletroconvulsiva, fototerapia) não devem contar para um diagnóstico de Transtorno Bipolar I.

<u>Episódio Misto</u>

A. Satisfazem-se os critérios tanto para Episódio Maníaco (ver acima) quanto para Episódio Depressivo Maior (ver abaixo)(exceto pela duração), quase todos os dias, durante um período mínimo de 1 semana.

B. A perturbação do humor é suficientemente grave a ponto de causar acentuado prejuízo no funcionamento ocupacional, em atividades sociais costumeiras ou em relacionamentos com terceiros ou de exigir a hospitalização para prevenir danos ao indivíduo e a terceiros, ou existem características psicóticas.

C. Os sintomas não se devem aos efeitos fisiológicos diretos de uma substância (p.ex., abuso de drogas, medicamento ou outro tratamento) ou de uma condição médica geral (p. ex., hipotireoidismo).

Nota: Episódios do tipo misto causados por um tratamento antidepressivo somático (p.ex., medicamento, terapia eletroconvulsiva, fototerapia) não devem contar para um diagnóstico de Transtorno Bipolar I.

II. Transtorno Bipolar Tipo II (Requer pelo menos um Episódio
Depressivo Maior e pelo menos um Episódio Hipomaníaco)

Episódio Hipomaníaco

A. Um período distinto de humor persistentemente elevado, expansivo ou
irritável, durando todo o tempo ao longo de um período mínimo de 4 dias,
nitidamente diferente do humor habitual não deprimido.

B. Durante o período da perturbação do humor, três (ou mais) dos
seguintes sintomas persistiram (quatro, se o humor for apenas irritável) e
estiveram presentes em um grau significativo:

(1) Auto estima inflada ou grandiosidade
(2) Redução da necessidade de sono
(3) Mais loquaz que o habitual ou pressão por falar
(4) Fuga de ideias ou experiência subjetiva de que os pensamentos
    estão correndo
(5) Distraibilidade (i. é, a atenção é desviada com excessiva facilidade
    por estímulos externos insignificantes ou irrelevantes).
(6) Aumento da atividade dirigida a objetivos (socialmente, no
    trabalho, na escola ou sexualmente) ou agitação psicomotora
(7) Envolvimento excessivo em atividades prazerosas com um alto
    potencial para consequências dolorosas (p ex., envolvimento em
    surtos incontidos de compras, indiscrições sexuais ou investimentos
    financeiros insensatos)

C. O episódio está associado com uma inequívoca alteração do
funcionamento, que não é característica do indivíduo quando
assintomático.

D. A perturbação do humor e a alteração no funcionamento são observáveis por terceiros.

E. O episódio não é suficientemente grave a ponto de causar prejuízo acentuado no funcionamento social ou ocupacional, ou de exigir hospitalização, nem existem características psicóticas.

F. Os sintomas não se devem aos efeitos fisiológicos diretos de uma substância (p. ex., abuso de drogas, medicamento, ou outro tratamento) ou de uma condição medica geral (p. ex., hipertireoidismo).

Nota: Os episódios do tipo hipomaníaco nitidamente causados por um tratamento antidepressivo somático (p. ex., medicamentos, terapia eletroconvulsiva e fototerapia) não devem contar para um diagnóstico de Transtorno Bipolar II.

Episódio Depressivo Maior

A. No mínimo cinco dos seguintes sintomas estiveram presentes durante o mesmo período de 2 semanas e representam uma alteração a partir do funcionamento anterior; pelo menos um dos sintomas é (1) humor deprimido ou (2) perda do interesse ou prazer.

   Nota: Não incluir sintomas nitidamente devidos a uma condição médica geral ou alucinações ou delírios incongruentes com o humor.

   (1) Humor deprimido na maior parte do dia, quase todos os dias, indicado por relato subjetivo (p. ex., sente-se triste ou vazio) ou observação feita por terceiros (p. ex., chora muito).
   Nota: Em crianças e adolescentes, pode ser humor irritável
   (2) Acentuada diminuição do interesse ou do prazer em todas ou quase todas as atividade na maior parte do dia, quase todos os dias (indicado por relato subjetivo ou observação feita por terceiros)
   (3) Perda ou ganho significativo de preso sem estar em dieta (p. ex.,

mais de 5% do peso corporal em 1 mês), ou diminuição ou aumento do apetite quase todos os dias.

Nota: Em crianças, considerar incapacidade de apresentar os ganhos de peso esperados

(4) Insônia ou hipersonia quase todos os dias

(5) Agitação ou retardo psicomotor quase todos os dias (observáveis por outros, não meramente sensações subjetivas de inquietação ou de estar mais lento)

(6) Fadiga ou perda de energia quase todos os dias

(7) Sentimento de inutilidade ou culpa excessiva ou inadequada (que pode ser delirante), quase todos os dias (não meramente auto-recriminação ou culpa por estar doente)

(8) Capacidade diminuída de pensar ou concentrar-se, ou indecisão, quase todos os dias (por relato subjetivo ou observação feita por outros)

(9) Pensamentos de morte recorrente (não apenas medo de morrer), ideação suicida recorrente sem um plano específico, tentativa de suicídio ou plano específico para cometer suicídio.

B. Os sintomas não satisfazem os critérios para um Episódio Misto (ver acima).

C. Os sintomas causam sofrimento clinicamente significativo ou prejuízo no funcionamento social ou ocupacional ou em outras áreas importantes da vida do indivíduo.

D. Os sintomas não se devem aos efeitos fisiológicos diretos de uma substância (p. ex., droga de abuso ou medicamento) ou de uma condição médica geral (p. ex., hipotireoidismo).

Os sintomas não são mais bem explicados por Luto, ou seja, após a perda de um ente querido, os sintomas persistem por mais de 2 meses ou são caracterizados por acentuado prejuízo funcional, preocupação mórbida com desvalia, ideação suicida, sintomas psicóticos ou retardo psicomotor.

III. Transtorno Depressivo maior, Recorrente

A. Presença de dois ou mais Episódios Depressivos Maiores (veja acima).
Nota: para serem considerados episódios distintos, deve haver um intervalo de pelo menos 2 meses consecutivos durante os quais não são satisfeitos os critérios para Episódio Depressivo Maior.

B. Os Episódios Depressivos Maiores não são mais bem explicados por Transtorno Esquizoafetivo, nem estão sobrepostos a Esquizofrenia, Transtorno Esquizofreniforme, Transtorno Delirante ou Transtorno Psicótico Sem Outra Especificação.

C. Jamais houve um Episódio Maníaco (veja acima), um Episódio Misto (veja acima) ou um Episódio Hipomaníaco (veja acima).
Nota: Esta exclusão não se aplica se todos os episódios de tipo maníaco, tipo misto ou tipo hipomaníaco são induzidos por substância ou tratamento ou se devem aos efeitos fisiológicos diretos de uma condição médica geral.

IV. Transtorno Depressivo Maior, Episódio Único

A. Presença de um único Episódio Depressivo Maior (ver acima).

B. O Episódio Depressivo Maior não é mais bem explicado por um Transtorno Esquizoafetivo, nem está sobreposto à Esquizofrenia, ao Transtorno Esquizofreniforme, ao Transtorno Delirante ou ao Transtorno Psicótico Sem Outra Espeficação.

C. Jamais houve um Episódio Maníaco (ver acima), um Episódio Misto (ver acima), ou um Episódio Hipomaníaco (ver acima).

Nota: Esta exclusão não se aplica se todos os episódios de tipo maníaco, tipo misto ou tipo hipomaníaco são induzidos por substância ou tratamento ou se devem aos efeitos fisiológicos diretos de uma condição médica geral.

Fundamentos para o tratamento bem sucedido do Transtorno Bipolar.

CALM SEAS

Bibliografia:

1. Merikangas KR, Akiskal JS, Angst J, et al. Lifetime and 12-month prevalence of bipolar spectrum disorder in the National Comorbidity Survey replication. Archives of General Psychiatry 2007; 64(5):543-552.

2. Michalak EE, Hole R, Holmes C, et al. Implications for psychiatric care of the word 'recovery' in people with bipolar disorder. Psychiatric Annals 2012; 42(5), p. 174.

3. Wisdom offered by one of my patients, 2012.

4. Goodwin FK, and Jamison KR (2007). *Manic-Depressive Illness: Bipolar Disorders and Recurrent Depression*, 2nd Edition. New York, NY: Oxford University Press.

5. Post RM, and Leverich GS (2008). *Treatment of Bipolar Illness: A Casebook for Clinicians and Patients*. New York, NY: W.W. Norton & Company.

6. Sachs GS (2004). *Managing Bipolar Affective Disorder* . London, UK: Science Press Ltd.

7. Ghaemi SN (2008). *Mood Disorders, A Practical Guide, Second Edition*. Philadelphia, PA: Wolters Kluwer Health.

8. Baldessarini RJ, Leahy L, Arcona S, et al. Patterns of psychotropic drug prescription for U.S. patients with diagnoses of bipolar disorders. Psychiatric Services 2007;58:85-91.

9. Baldessarini RJ, Henk H, Sklar A, et al. Psychotropic medications for patients with bipolar disorder in the United States: Polytherapy and adherence. Psychiatric Services 2008;59:1175-1183.

10. Altshuler L, Suppes T, Black D, et al. Impact of antidepressant discontinuation after acute bipolar depression remission on rates of depressive relapse at 1-year follow-up. American Journal of Psychiatry 2003; 160:1252-1262.

11. American Psychiatric Association: DSM-IV, *Diagnostic and Statistical Manual of Mental Disorders, Fourth Edition*. Washington DC: American Psychiatric Association, 1994.

12. Rosa AR, Cruz N, Franco C, et al. Why do clinicians maintain antidepressants in some patients with acute mania? Hints from the European Mania in Bipolar Longitudinal Evaluation of Medication (EMBLEM), a large naturalistic study. J Clin Psychiatry 2010;71(8):1000-1006.

13. Goldberg JF, Perlis RH, Ghaemi SN. Adjunctive antidepressant use and

symptomatic recovery among bipolar depressed patients with concomitant manic symptoms: findings from the STEP-BD. Am J Psychiatry 2007. 164(9):1348-1355.

14. Sparhawk R. Antidepressants in bipolar disorder: Caveats in interpreting and applying the finding of Altshuler et al. Journal of Clinical Psychiatry 2010; 71(2):211-212. The case vignette in Chapter 3, Case 3.1, was reproduced with the permission of Physicians Postgraduate Press, Inc.

15. Altshuler LL, Post RM, Hellemann G, et al. Impact of antidepressant continuation after acute positive or partial treatment response for bipolar depression: a blinded, randomized study. J Clin Psychiatry 2009; 70(4): 450-457.

16. Post RM, Leverich GS, Nolen WA, et al. A re-evaluation of the role of antidepressants in the treatment of bipolar depression: data from the Stanley Foundation Bipolar Network. Bipolar Disorders 2003; 5:396-406.

17. Post RM, Altshuler LL, Frye MA, et al. Complexity of pharmacologic treatment required for sustained improvement in outpatients with bipolar disorder. Journal of Clinical Psychiatry 2010; 71(9):1176-1186, page 1183.

18. Sachs GS, Nierenberg AA, Calabrese JR, et al. Effectiveness of adjunctive antidepressant treatment for bipolar depression. N Engl J Med 2007; 356(17):1711-1722.

19. Ghaemi SN, Ostracher MM, El-Mallakh RS, et al. Antidepressant discontinuation in bipolar depression: A Systematic Treatment Enhancement Program for Bipolar Depression (STEP-BD) randomized clinical trial of long-term effectiveness and safety. J Clin Psychiatry 2010; 71(4): 372-380.

20. Post RM, Altshuler LL, Frye MA, et al. Complexity of pharmacologic treatment required for sustained improvement in outpatients with bipolar disorder. Journal of Clinical Psychiatry 2010; 71(9):1176-1186.

21. Post RM, Leverich GS, Altshuler LL, et al. Differential clinical characteristics, medication usage, and treatment response in the US versus The Netherlands and Germany. Intl Clin Psychopharmacol 2011; 26(2):96-106.

22. Phelps J. Educating patients about bipolar disorders. Psychiatric Times, Jan 2012: pp. 33-38.

23. Phelps J. (2006). *Why Am I Still Depressed?, Bipolar II and Soft Bipolar Disorder.* New York, NY: McGraw Hill.

24. American Psychiatric Association (2000): *Diagnostic and Statistical Manual of Mental Disorders, Fourth Edition, Text Revision.* Washington, DC: American Psychiatric Association. See Appendix 1 for diagnostic

criteria for manic episode, mixed episode, and hypomanic episode.

25. Bauer M, Rasgon N, Grof P, et al. Do antidepressants influence mood patterns? a naturalistic study in bipolar disorder. Eur Psychiatry. 2006;21(4):262-269.

26. Eppel AB. Antidepressants in the treatment of bipolar disorder: decoding contradictory evidence and opinion. Harv Rev Psychiatry 2008;16:204-209.

27. Schneck CD, Miklovitz DJ, Miyahara S, et al. The prospective course of rapid-cycling bipolar disorder: findings from the STEP-BD. Am J Psychiatry 2008;165(3):370-377.

28. Sparhawk R. In bipolar disorder beyond 10 weeks of treatment, the term antidepressants is a misnomer (letter to the editor). J Clin Psychiatry 2011;72(6): 871.

29. Sidor MM and MacQueen GM. Antidepressants for the acute treatment of bipolar depression: a systematic review and meta-analysis. J Clin Psychiatry 2011;72(2):156-167.

30. Sachs, Gary, 2004. *Managing Bipolar Affective Disorder.* London, UK: Science Press. Chapter 1: Introduction to the Collaborative Care Model, pp. 1-22.

31. Ghaemi SN. Bipolar disorder and antidepressants: An ongoing controversy. Primary Psychiatry 2001; 8(2):28-34.

32. Goodwin FK and Jamison KR (2007). *Manic-Depressive Illness: Bipolar Disorders and Recurrent Depression, 2nd edition.* New York, NY: Oxford University Press, p. 31.

33. Sparhawk R and Ghaemi SN. CALM: A mnemonic for treatment options in bipolar disorder. Primary Care Companion to the Journal of Clinical Psychiatry 2008; 10(6): 485-486.

34. Goldberg JF, Garno IL, Leon AC, et al. Association of recurrent suicidal ideation with nonremission from acute mixed mania. Am J Psychiatry 1998; 155(12): 1753-1755.

35. Sato T, Bottlender R, Tanabe A, et al. Cincinnati criteria for mixed mania and suicidality in patients with acute mania. Compr Psychiatry 2004, Jan-Feb; 45(1): 62-69.

36. Ketter TA and Calabrese JR. Stabilization of mood from below versus above baseline in bipolar disorder: a new nomenclature. Journal of Clinical Psychiatry 2002; 63: 146-151.

37. Truman CJ, Goldberg JF, Ghaemi SN, et al. Self-reported history of manic/hypomanic switch associated with antidpressant use: data from the

Systematic Treatment Enhancement Program for Bipolar Disorder (STEP-BE). J Clin Psychiatry 2007; 68:1472-1479.

38. Yerevanian BI, Koek RJ, Mintz J, et al. Bipolar pharmacotherapy and suicidal behavior. Part 2. The impact of antidepressants. Journal of Affective Disorders 2007; 103:13-21.

39. Ghaemi SN, Wingo AP, Filkowski MA, et al. Long-term antidepressant treatment in bipolar disorder: meta-analysis of benefits and risks. Acta Psychiatrica Scandinavica 2008; 118(5): 347-356.

40. Ward, Christopher, 2012. *Balance.* Trafford Publishing, www. trafford. com. In this jarring first-person account of a patient with Bipolar I Disorder, note the periods of stability when he was treated briefly with lithium early on and again at the end. Then contrast these with the periods of extreme mood swings, crises, hospitalizations, inability to function right, etc., when he was treated instead with antidepressants.

41. Goldberg JF, Brooks JO, Kurita K, et al. Depressive illness burden associated with complex polypharmacy in patients with bipolar disorder: findings from the STEP-BD. J Clin Psychiatry 2009; 70(2): 155-162.

42. Leverich GS, Altshuler LL, Frye MA, et al. Risk of switch in mood polarity to hypomania or mania in patients with bipolar depression during acute and continuation of venlafaxine, sertraline, and bupropion as adjuncts to mood stabilizers. Am J Psychiatry 2006;163:232-239.

43. Sparhawk R, Ghaemi SN. Treatment strategies for bipolar disorder: CALM SEA. Primary Care Companion to the CNS Disorders 2011;13(3): 10|01106:e1-2.

44. Sparhawk R (2013). *CALM SEAS, Keys to the Successful Treatment of Bipolar Disorder:* Chapters 4 and 5, The Natural History of Bipolar Disorder.

45. Kessler RC, Petukhova M, Sampson NA, et al. Twelve-month and lifetime morbid risk of anxiety and mood disorders in the United States. Int J Methods Psychiatr Res 2012; 21(3): 169-184.

46. Kramer PD, 1993. *Listening to Prozac.* New York, NY: Penguin Books.

47. Zimmerman P, Brueckl, T, Nocon A, et al. Heterogeneity of DSM-IV major depressive disorder as a consequence of subthreshold bipolarity. Arch Gen Psychiatry, 2009; 66(12)1341-1352.

48. Angst J, Cui L, Swendsen J, et al. Major depressive disorder with subthreshold bipolarity in the National Comorbidity Survey Replication. Am J Psychiatry 2010; 167:1194-1201.

49. Stahl SM. *Stahl's Essential Psychopharmacology, Third Edition.* New York, NY: Cambridge University Press, Mood Disorders and Mood Stabilizers, pp 461-473 and 667-719.

50. Moreno C, Laje G, Blanco C, et al. National trends in the outpatient diagnosis and treatment of bipolar disorder in youth. Arch Gen Psychiatry 2007; 64(9):1032-1039.

51. Frei R. Popularity of bipolar diagnosis in children and adolescents raises concerns. CNS News, March 2007, p. 22.

52. Blader JC, Carlson GA. Increased rates of bipolar disorder diagnoses among U.S. child, adolescent, and adult inpatients, 1996-2004. Biol Psychiatry 2007; 62(2): 107-114.

53. Leibenluft E. Severe mood dysregulation, irritability, and the diagnostic boundaries of bipolar disorder in youths. Am J Psychiatry 2011; 168:129-142.

54. Goodwin FK, and Jamison KR (2007). *Manic-Depressive Illness: Bipolar Disorders and Recurrent Depression, 2nd Edition.* New York, NY: Oxford University Press, pp 120-125.

55. Hirschfeld RM, Calabrese JR, Weissman MM, et al. Screening for bipolar disorder in the community. Journal of Clinical Psychiatry 2003; 64(1): 53-59.

56. Ritter PS, Marx C, Bauer M, et al. The role of disturbed sleep in the early recognition of bipolar disorder: a systematic review. Bipolar Disorders 2011; 13(3):227-237. (Review article with 69 further references.)

57. Berk M, Brnabic A, Dodd S, et al. Does stage of ilness impact treatment response in bipolar disorder? Empirical treatment data and their implication for the staging model and early intervention. Bipol Disord 2011; 13: 87-98.

58. Agren H, Backlund L. Bipolar disorder: Balancing mood states early in the course of illness effects long-term prognosis. Physiology and Behavior 2007; 92:199-202.

59. Undurraga J, Baldessarini RJ, Valenti M, et al. Suicidal risk factors in bipolar I and II disorders. J Clin Psychiatry 2012; 73(6): 778-782.

60. Post RM, Leverich GS, Altshuler LL, et al. Relationship of prior antidepressant exposure to long-term prospective outcome in bipolar I disorder outpatients. J Clin Psychiatry 2012; 73(7): 924-930.

61. Sparhawk R. Treatment of mood disorders: a surprising omission, and the role of lamotrigine as a prototypical bipolar antidepressant. Primary Psychiatry 2010;17(7):17-19.

62. Gan Z, Diao F, Wei Q, et al. A predictive model for diagnosing bipolar

disorder based on the clinical characteristics of major depressive episodes in Chinese population. Journal Affective Disorders 2011; 134(1-3): 119-125.

63. Lish J, Dim-Meenan S, Whybrow PC, et al. The National Depressive and Manic-Depressive Association (DMDA) survey of bipolar members. J Affect Disord 1994;31:281-294.

64. Hirschfeld RM, Lewis L, Vornik LA. Perceptions and impact of bipolar disorder: how far have we really come? Results of the National Depressive and Manic-Depressive Association 2000 survey of individuals with bipolar disorder. J Clin Psychiatry, 2003; 64(2):161-174.

65. Ghaemi SN, Sachs GS, Chiou AM, et al. Is bipolar disorder still underdiagnosed? Are antidepressants overutilized? J Affect Disord 1999;52:135-144.

66. Ghaemi SN, Boiman EE, Goodwin FK. Diagnosing bipolar disorder and the effects of antidepressants: a naturalistic study. J Clin Psychiatry 2000;61:804-808.

67. Symbyax product information, Physicians' Desk Reference, 59th Edition, 2005. Montvale NJ: Thomson PDR.

68. Frye MA, Helleman G, McElroy SL, et al. Correlates of treatment-emergent mania associated with antidepressant treatment in bipolar depression. Am J Psychiatry 2009; 166: 164-172.

69. Berk M, Berk L, Moss K, et al. Diagnosing bipolar disorder: How can we do it better? Med J Aust 2006; 184(9): 459-462

70. Chung H, Culpepper L, DeWester JN, et al. Challenges in diagnosing bipolar disorder: Identifying mixed episodes. Current Psychiatry, November 2006, Suppement S5-S10.

71. McElroy SL, Keck PE, Pope HG Jr, et al. Clinical and research implications of the diagnosis of dysphoric or mixed mania or hypomania. Am J Psychiatry 1992; 149: 1633-1644.

72. Goldberg JF, Perlis RH, Bowden CL, et al. Manic symptoms during depressive episodes in 1,380 pattients with bipolar disorder: Findings from the STEP-BD. Am J Psychiatry 2009; 166:173-181.

73. Goodwin FK, and Jamison KR (2007). *Manic-Depressive Illness: Bipolar Disorders and Recurrent Depression, 2nd Edition.* New York, NY: Oxford University Press, p. 72.

74. Faraone SV, Biederman J, Mennin D, et al. Is comorbidity with ADHD a marker for juvenile-onset mania? J Am Acad Child Adolesc Psychiatry 1997; 36: 1046-1055.

75. Geller B, Craney JL, Bolhofner K, et al. Two-year prospective follow-

up of children with a prepubertal and early adolescent bipolar disorder phenotype. Am J Psychiatry 2002; 159: 927-933.

76. Geller B, Zimmerman B, Williams M, et al. DSM-IV mania symptoms in a prepubertal and early adolescent bipolar disorder phenotype compared to attention-deficit hyperactive and normal controls. J Child Adolesc Psychopharmacol 2002; 12: 11-25.

77. Goodwin FK, and Jamison KR (2007). *Manic-Depressive Illness: Bipolar Disorders and Recurrent Depression, 2nd Edition.* New York, NY: Oxford University Press, p. 31.

78. Kotin J, Goodwin FK. Depression during mania: Clinical observations and theoretical implications. Am J Psychiatry 1972; 129(6): 679-686.

79. Akiskal HS, Benazzi F, Perugi G, et al. Agitated "unipolar" depression re-conceptualized as depressive mixed state: implications for the antidepressant-suicide controversy. J Affect Disord 2005; 85(3): 245-248.

80. Benazzi F, Akiskal HS. Psychometric delineation of the most discriminant symptoms of depressive mixed states. Psychiatry Res 2006; 141: 81-88.

81. *Drug Facts and Comparisons 2004,* p. 1091. St. Louis, MO: Facts and Comparisons, part of Kluwer Health.

82. Post RM, Altshuler LL, Leverich GS, et al. Mood switch in bipolar depression: comparison of adjunctive venlafaxine, bupropion, and sertraline. British Journal of Psychiatry 2006; 189:124-131.

83. Torres IJ, DeFreitas VG, DeFreitas CM, et al. Neurocognitive functioning in patients with bipolar I disorder recently recovered from a first manic episode. Journal of Clinical Psychiatry 2010; 71(9): 1234-1242.

84. Ryan KA, Vederman AC, McFadden EM, et al. Differential executive functioning by phase of bipolar disorder. Bipolar Disorders 2012; 14: 527-536.

85. Zimmerman M. Misuse of the Mood Disorder Questionnaire as a case-finding measure and a critique of the concept of using a screening scale for bipolar disorder in psychiatric practice. Bipolar Disorders 2012; 14: 127-134.

86. Frank E, Hlastala S, Ritenour, et al. Inducing lifestyle regularity in recovering bipolar disorder patients: results from the maintenance therapies in bipolar disorder protocol. Biological Psychiatry 1997; 41: 1165-1173.

87. Geller B, Zimmerman B, Williams M, et al. Diagnostic characteristics of 93 cases of a prepubertal and early adolscent bipolar disorder phenotype by gender, puberty and comorid attention deficit hyperactivity disorder. J

Child Adolesc Psychopharmacol 2000; 10: 157-164.

88. Gaedda GL, Baldessarini RJ, Glovinsky IP, et al. Pediatric bipolar disorder: phenomenology and course of illness. Bipolar Disord 2004; 6: 305-313.

89. Sparhawk R (2012). *CALM SEAS, Keys to Success in the Treatment of Bipolar Disorder:* Chapter 4, The Natural History of Bipolar Disorder.

90. Fardet L, Petersen I, Nazareth I, Suicidal behavior and severe neuropsychiatric disorders following glucocorticoid therapy in primary care. American Journal of Psychiatry 2012; 169: 491-497.

91. Ninth International Conference on Bipolar Disorder of the International Society for Bipolar Disorders, Pittsburgh, PA, June 2011.

92. Rakofsky JJ, Dunlop BW. US psychiatric residents' treatment of patients with bipolar disorder. Journal of Clinical Psychopharmacology 2012; 32(2):231-236.

93. "Is there a way to help residents become more comfortable with starting mood stabilizers, rather than rely on antipsychotics for mania?", a question written to me from two of the psychiatric residents attending the 9th International Conference on Bipolar Disorders, Pittsburgh, PA, June 2011.

94. Berk M, Dood S, Malhi GS. 'Bipolar missed states': the diagnosis and clinical salience of bipolar mixed states. Australian and New Zealand Journal of Psychiatry 2005; 39: 215-221.

95. Keck PE, Perlis RH, Otto MW, et al. Treatment of Bipolar Disorder 2004. Postgrad Med, Dec 2004 Special Report: 2-117.

96. Practice guideline for the treatment of patients with bipolar disorder (revision). American Journal of Psychiatry 2002; 159(4 Suppl):1-50.

97. Covey SR, 1989. *The Seven Habits of Highly Successful People.* Habit 2: Begin with the end in mind; pp. 95-144. New York, NY: Fireside/Simon & Schuster Inc.

98. Goodwin FK and Jamison KR, 2007. *Manic-Depressive Illness, Second Edition,* pp. 729-734.

99. Ghaemi SN, 2008. *Mood Disorders, Second Edition,* Practical Guides in Psychiatry, p.173. Philadelphia, PA: Wolters Kluwer.

100. Goodwin FK. Comment made frequently at continuing medical education seminars and noted by Ghaemi SN, 2008, in *Mood Disorders, Second Edition,* Practical Guides in Psychiatry, p.173. Philadelphia, PA: Wolters Kluwer.

101. Sachs GS. *Managing Bipolar Affective Disorder,* 2004. London, UK:

Science Press Ltd., Chapter 6, Rapid Cycling Pathway, pp. 80-81.

102. Tohen M, Vieta E, Calabrese JR, et al. Efficacy of olanzapine and olanzapine-fluoxetine combination in the treatment of bipolar I depression. Archives of General Psychiatry 2003;60:1079-1088.

103. Calabrese JR, Bowden CL, Sachs G et al. A placebo-controlled 18-month trial of lamotrigine and lithium maintenance treatment in recently depressed patients with bipolar I disorder. J Clin Psychiatry 2003;64: 1013-1024.

104. Bowden CL, Calabrese JR, Sachs G et al. A placebo-controlled 18-month trial of lamotrigine and lithium maintenance treatment in recently manic or hypomanic patients with bipolar I disorder. Arch Gen Psychiatry 2003;60: 392-400.

105. Baldessarini RJ, Tondo L, Davis P, et al. Decreased risk of suicides during long-term lithium treatment: A meta-analytic review. Bipolar Disorders 2006; 8: 625-639.

106. Ghaemi SN. Hippocrates and Prozac: The controversy about antidepressants in bipolar disorder. Primary Psychiatry 2006; 13(11): 51-58, esp. "The pursuit of happiness."

107. Sachs GS. *Managing Bipolar Affective Disorder*, 2004. London, UK: Science Press Ltd., Rapid Cycling Pathway, Table 6.1, page 81. Dr. Sachs recommends a taper of 20-33% per month, which would work out to a taper period of 3-5 months.

108. National Institute for Health and Clinical Excellence (NICE), 2006. NICE Clinical Guideline on Bipolar Disorder in Adults, Children and Adolescents, in Primary and Secondary Care 2006; www.nice.org.uk/Guidance/CG38, accessed September 2012.

109. The Editors of American Heritage, adapted by Fred Cook, *The Golden Book of the American Revolution*, 1959. New York, NY: Golden Press, Inc., pp. 169-173.

110. Balazs J, Benazzi F, Rihmer Z, et al. The close link between suicide attempts and mixed (bipolar) depression: implications for suicide prevention. Journal of Affective Disorders 2006; 91: 133-138.

111. Young AH, Hammond JM. Lithium in mood disorders: Increasing evidence base, declining use? British Journal of Psychiatry 2007; 191: 474-476.

112. Blanco C, Laje G, Olfson M, et al. Trends in the treatment of bipolar disorder by outpatient psychiatrists. American Journal of Psychiatry 2002; 159(6): 1005-1010.

113. Yatham LN, Kennedy SH, Schaffer A, et al. Canadian Network for Mood and Anxiety Treatments (CANMAT) and International Society for Bipolar Disorders (ISBD) collaborative update of CANMAT guidelines for the management of patients with bipolar disorder: Update 2009. Bipolar Disorders 2009; 11(3): 225-255.

114. Bauer M, Ritter P, Grunze H, et al. Treatment options for acute depression in bipolar disorder. Bipolar Disorders, May 2012; Suppl 2: 37-50.

115. Jefferson JW. A clinician's guide to monitoring kidney function in lithium-treated patients. Journal of Clinical Psychiatry 2010; 71(9): 1153-1157.

116. Geddes JR, Goodwin GM, Rendell J, et al. Lithium plus valproate combination therapy versus monotherapy for relapse prevention in bipolar I disorder (BALANCE): a randomised open-label trial. Lancet 2010:; 375(9712): 385-395.

117. Kramer PD. *Listening to Prozac,* 1993. New York, NY: Penguin Books USA.

118. Pacchiarotti I, Nivoli AM, Mazzarini L, et al. The symptom structure of bipolar acute episodes: In search for the mixing link. Journal of Affective Disorders 2013, Feb 7, Epub ahead of print.

119. Rosenbaum CP and Beebe JE III (1975). *Psychiatric Treatment: Crisis, Clinic, and Consultation.* Chapter 11, Organizing Emergency Work, Part 2: Emergency Room Exercise, pp. 221-224. New York, NY: McGraw Hill, Inc.

120. American Psychiatric Association, 1980. *DSM-III, Diagnostic and Statistical Manual, Third Edition.* Washington DC: American Psychiatric Association.

121. Amsterdam JD, Shults J. Efficacy and safety of long-term fluoxetine versus lithium monotherapy of biolar II disorder: A randomized, double-blind, placebo-substitution study. American Journal of Psychiatry 2010; 167(7): 792-800.

122. Suppes T. Editorial: Is there a role for antidepressants in the treatment of bipolar II depression? American Journal of Psychiatry 2010; 167(7): 738-740.

123. Goodwin GM, Bowden CL, Calabrese JR, et al. A pooled analysis of 2 placebo-controlled 18-month trials of lamotrigine and lithium maintenance in bipolar I disorder. Journal of Clinical Psychiatry 2004; 65: 432-441.

124. Geddes JR, Calabrese JR, Goodwin GM. Lamotrigine for treatment of bipolar depression: Independent meta-analysis and meta-regression

of individual patient data from five randomised trials. British Journal of Psychiatry 2009; 194(1): 4-9.

125. Zimmerman M, Galione JN, Ruggero CJ, et al. Screening for bipolar disorder and finding borderline personality disorder. Journal of Clinical Psychiatry 2010; 71(9): 1212-1217.

126. Tohen M, McDonnell DP, Case M, et al. Randomised, double-blind, placebo-controlled study of olanzapine in patients with bipolar I depression. British Journal of Psychiatry. Published online August 23, 2012. DOI: 10.1192/bjp.bp.112.108357.

127. Berk M, Hallam KT, McGorry PD. The potential utility of a staging model as a course specifier: A bipolar disorder perspective. Journal of Affective Disorders 2007; 100: 279-281.

128. Brown E, Dunner DL, McElroy SL, et al. Olanzapine/fluoxetine combination vs. lamotrigine in the 6-month treatment of bipolar I depression. International Journal of Nuropsychopharmacology 2009; 12: 773-782.

129. Strech D, Soltmann B, Weikert B, et al. Quality of reporting of randomized controlled trials of phamacologic treatment of bipolar disorders: A systematic review. Journal of Clinical Psychiatry 2011; 72(9): 1214-1221.

130. Kupfer DJ, Frank E, Grochocinski VJ, et al. Demographic and clinical characteristics of individuals in a bipolar disorder case registry. Journal of Clinical Psychiatry 2002; 63(2): 120-125.

131. Baldessarini RJ, Vieta E, Calabrese JR, et al. Bipolar depression: Overview and commentary. Harvard Review of Psychiatry 2010; 18: 143-157.

132. Muzina DJ. Discontinuing an antidepressant? Tapering tips to ease distressing symptoms. Current Psychiatry 2010; 9(3): 51-61.

133. Post RM, and Leverich GS (2008). *Treatment of Bipolar Illness: A Casebook for Clinicians and Patients.* New York, NY: W.W. Norton & Company, Chapter 35, including A Sample Consultation About Alternative Treatment Approaches.

134. Phelps J. (2006). *Why Am I Still Depressed?, Bipolar II and Soft Bipolar Disorder.* New York, NY: McGraw Hill. Chapter 9: What you need to know when considering antidepressants.

135. Saunders KE, Goodwin GM. New approaches in the treatment of bipolar depression. Current Topics in Behavioral Neuroscience 2012 Aug 19 [Epub ahead of print].

136. Clark L, Iversen SD, Goodwin GM. Sustained attention deficit in bipolar disorder. British Journal of Psychiatry 2002; 180: 313-319.

137. Talbot LS, Stone S, Gruber J, et al. A test of the bidirectional association between sleep and mood in bipolar disorder and insomnia. Journal of Abnormal Psychology 2012; 121(1):39-50.

138. Akiskal HS, Benazzi F. Atypical depression: a variant of bipolar II or a bridge between unipolar and bipolar II? Journal of Affective Disorders 2005; 84: 209-217.

139. Frye MA, Yatham L, Ketter TA, et al. Depressive relapse during lithium treatment associated with increased serum thyroid-stimulating hormone: results from two placebo-controlled bipolar I maintenance studies. Acta Psychiatrica Sacandiinvavica 2009; 120: 10-13.

140. Lewis L. Patient perspectives on the diagnosis, treatment and management of bipolar disorder. Bipolar Disorders 2005; 7(Suppl. 1): 33-37.

141. Oquendo MA, Galfalvy HC, Currier D, et al. Treatment of suicide attempters with bipolar disorder: A randomized clinical trial comparing lithium and valproate in the prevention of suicidal behavior. American Journal of Psychiatry 2011; 168: 1050-1056.

142. Dias RS, Lafer B, Russo C, et al. Longitudinal follow-up of bipolar disorder in women with premenstrual exacerbation: findings from the STEP-BD. American Journal of Psychiatry 2011; 168: 386-394.

143. Malhi GS, Adams D, Berk M. Medicating mood with maintenance in mind: bipolar depression pharmacotherapy. Bipolar Disorders 2009; 1(suppl 2): 55-76.

144. Frank E, Kupfer DJ, Thase ME, et al. Two-year outcomes for interpersonal and social rhythm therapy in individuals with bipolar I disorder. Archives of General Psychiatry 2005; 62(9): 996-1004.

145. Ghaemi SN. Why antidepressants are not antidepressants: STEP-BD, STAR*D, and the return of neurotic depression. Bipolar Disorders 2008; 10(8): 957-968.

146. Hantouche EG, Akiskal HS, Lancrenon S, et al. Systematic clinical methodology for validating bipolar-II disorder: Data in mid-stream from a French national multi-site study (EPIDEP). Journal of Affective Disorders 1998; 50: 163-173.

147. Dilsaver SC, Benazzi F, Akiskal HS. Mixed states: The most common outpatient presentation of bipolar depressed adolescents? Psychopathology 2005; 38(5): 268-272.

148. Yonkers KA, Wisner KL, Stowe Z, et al. Management of bipolar disorder during pregnancy and the postpartum period. American Journal of

Psychiatry 2004; 161(4): 608-620.

149. Parekh PI, Ketter TA, Altshuler L, et al. Relationships between thyroid hormone and antidepressant responses to total sleep deprivation in mood disorder patients. Biological Psychiatry 1998; 43(5): 392-394.

150. Voderholzer U. Sleep deprivation and antidepressant treatment. Dialogues in Clinical Neuroscience 2003; 5(4): 366-369.

151. Sarris J, Mischoulon D, Schweitzer I. Omega-3 for bipolar disorder: Meta-analyses of use in mania and bipolar depression. Journal of Clinical Psychiatry 2012; 73(1): 81-86.

152. Koukopoulos A, Ghaemi SN. The primacy of mania: A reconsideration of mood disorders. Eur Psychiatry 2009; 24(2): 124-134.

153. Ehlers CL, Frank E, Kupfer DJ. Social zeitgebers and biological rhythms. Archives of General Psychiatry 1988; 45: 948-952.

154. Stahl SM. *Stahl's Essential Psychopharmacology, Third Edition,* 2008. Cambridge, UK: Cambridge University Press, pp. 470-471.

155. Ingenhoven T, Lafay P, Rinne T, et al. Effectiveness of pharmacotherapy for severe personality disorders: Meta-analyses of randomized controlled trials. Journal of Clinical Psychiatry 2010; 71(1): 14-25.

156. Drancourt N, Etain B, Lajnef M, et al. Duration of untreated bipolar disorder: Missed opportunities on the long road to optimal treatments. Acta Psychiatrica Scandinavica 2012; Aug 20. doi: 10.111/j. 1600-0447.2012.01917.x. [Epub ahead of print].

157. Post RM, Ketter TA, Pazzaglia PJ et al. Rational polypharmacy in the bipolar affective disorders. Epilepsy Res Suppl. 1996; 11: 153-180.

158. Moreno C, Hasin DS, Arango C, et al. Depression in bipolar disorder versus major depressive disorder: Results from the National Epidemiologic Survey on alcohol and Related Conditions. Bipolar Disorders 2012; 14: 271-282.

159. Ghaemi SN, Ko JY, Goodwin FK. "Cade's Disease" and beyond: Misdiagnosis, antidepressant use, and a proposed definition for bipolar spectrum disorder. Canadian Journal of Psychiatry 2002; 47: 125-134.

160. *Depression in Primary Care: Detection, Diagnosis, and Treatment: Quick Reference Guide for Clinicians,* Number 5, April 1993. Rockville, MD: U.S. Department of Health and Human Services/Public Health Service.

161. Judd LL, Akiskal HS, Schettler PJ, et al. The long-term natural history of the symptomatic status of bipolar I disorder. Archives of General Psychiatry 2002; 59: 530-537.

162. Judd LL, Akiskal HS, Schettler PJ, et al. A prospective investigation of the natural history of the long-term weekly symptomatic status of bipolar II disorder. Archives of General Psychiatry 2003; 60: 260-269.

163. Tondo L, Baldessarini RJ, Hennen J, et al   Lithium treatment and the risk of suicidal behavior in bipolar disorder patients. Journal of Clinical Psychiatry 1998; 59: 405-514.

164. Tondo L, Baldessarini RJ, Hennen J. Lithium and suicide risk in bipolar disorder. Primary Psychiatry 1999; 6(9): 51-56.

165. Goodwin FK, Ghaemi SN. The impact of mood stabilizers on suicide in bipolar disorder: A comparative analysis. Primary Psychiatry 1999: 6(9): 61-66.

166. Baldessarini RJ, Tondo L, Hennen J. Effects of lithium treatment and its discontinuation on suicidal behavior in bipolar manic-depressive disorders. Journal of Clinical Psychiatry 1999; 60(suppl 2): 77-84.

167. Popovic D, Reinares M, Amann B, et al. Number needed to treat analyses of drugs used for maintenance treatment of bipolar disorder. Psychopharmacology (Berl). 2001; 213(4): 657-667.

168. APA 166th Annual Meeting Course Guide. Psychiatric News, Volume 48, Number 2, January 18, 2013, pp 13-17.

169. Kraepelin, Emil, 1921. *The Manic-Depressive Insanity*, p.149. As quoted in reference 4: Goodwin and Jamison (2007), p. 4.

170. Goodwin FK, and Jamison KR (2007). *Manic-Depressive Illness: Bipolar Disorders and Recurrent Depression, 2nd Edition.* New York, NY: Oxford University Press, p. 132.

171. Martiny K, Refsgaard E, Lund V, et al. A 9-week randomized trial comparing a chronotherapeutic intervention (wake and light therapy) to exercise in major depressive disorder patients treated with duloxetine. Journal of Clinical Psychiatry 2012; 73(9): 1234-1242.

172. Post RM, and Leverich GS (2008). *Treatment of Bipolar Illness: A Casebook for Clinicians and Patients.* New York, NY: W.W. Norton & Company (reference #5 above), p. 303.

173. Leverich GS, Post RM, Keck PE Jr, et al. The poor prognosis of childhood-onset bipolar disorder. Journal of Pediatrics 2007; 150(5): 485-490.

174. Benazzi F. Highly recurrent unipolar may be related to bipolar II. Compr Psychiatry 2002; 43(4): 263-268.

175. Baldessarini RJ, Tohen M. Is there a long-term protective effect of mood-altering agents in unipolar depressive disorder? Psychopharmacol Ser

1988; 5: 130-139.

176. Coppen A, Montgomery SA, Gupta RK, et al. A double-blind comparison of lithium carbonate and maprotiline in the prophylaxis of the affective disorders. British Journal of Psychiatry 1976; 128: 479-485.

177. Goodwin FK and Jamison KR. Conceptualizing manic-depressive illness: The bipolar-unipolar distinction and the development of the manic-depressive spectrum, Chapter 1, in Goodwin FK, and Jamison KR (2007). *Manic-Depressive Illness: Bipolar Disorders and Recurrent Depression, 2nd Edition.* New York, NY: Oxford University Press.

178. Winokur G. Unipolar depression: Is it divisible into autonomous subtypes? Archives of General Psychiatry 1979; 36: 47-52.

179. Calabrese JR, Shelton MD, Rapport DJ, et al. A 20-month, double-blind, maintenance trial of lithium versus divalproex in rapid-cycling bipolar disorder. American Journal of Psychiatry 2005; 162(11): 2152-2161.

180. Ghaemi SN, Ko JY, Goodwin FK. The bipolar spectrum and the antidepressant view of the world. Journal of Psychiatric Practice 2001; 7(5): 287-297.

181. "Severe childhood mood disorder may be unique syndrome." Article by writer Mark Moran on differences in brain amygdala activity found by Ellen Leibenluft, M.D. between children with bipolar disorder and those with severe mood dysregulation (SMD). Psychiatric News, January 21, 2011.

182. Goodwin GM. Bipolar depression and treatment with antiepressants. British Journal of Psychiatry 2012; 200: 5-6.

183. Kessler RC, Akiskal HS, Angst J, et al. Validity of the assessment of bipolar spectrum disorders in the WHO CIDI 3.0. Journal of Affective Disorders 2006; 96(3): 259-269.

184. Zimmerman M. Would broadening the diagnostic criteria for bipolar disorder do more harm than good? Implications from longitudinal studies of subthreshold conditions. Journal of Clinical Psychiatry 2012; 74(4): 437-443.

185. Goldberg JF. Lowering the diagnostic threshold for bipolar disorder: The wrong stuff? Journal of Clinical Psychiatry 2012; 74(4): 443-444.

186. Altshuler LL, Post RM, Leverich GS, et al. Antidepressant-induced mania and cycle acceleration: A controversy revisited. American Journal of Psychiatry 1995; 152: 1130-1138.

187. Geddes JR, Goodwin GM, Rendell J, et al. Lithium plus valproate combination therapy versus monotherapy for relapse prevention in bipolar

I disorder (BALANCE): A randomised open-label trial. Lancet 2010; 375: 385-395.

188. Kramlinger KG, Post RM. Ultra-rapid and ultradian cycling in biolar affective illness. British Journal of Psychiatry 1996; 168(3): 314-323.

189. Tillman R, Geller B. Definitions of rapid, ultra-rapid, and ultradian cycling and of episode duration in pediatric and adult bipolar disorders: A proposal to distinguish episodes from cycles. Journal of Child Adolescent Psychopharmacol 2003; 13(3): 267-271.

190. Baldassano CF, Ballas CA, O'Reardon JP. Rethinking the treatment paradigm for bipolar depression: The importance of long-term management. CNS Spectrums 2004; 9(9 Suppl 9): 11-18.

191. Franchini L, Zanardi R, Gasperini M, et al. Fluvoxamine and lithium in long-term treatment of unipolar subjects with high recurrence rate. Journal of Affective Disorders 1996; 38(1): 67-69.

192. Jones BD, Steinberg S, Chouinard G. Fast-cycling bipolar disorder induced by withdrawal from long-term treatment with a tricyclic antidepressant. American Journal of Psychiatry 1984; 141(1): 108-109.

193. Disalver SC, Greden JF. Antidepressant withdrawal-induced activation (hypomania and mania): Mechanism and theoretical significance. Brain Research 1984; 319(1): 29-48.

194. Murray G, Harvey A. Circadian rhythms and sleep in bipolar disorder. Bipolar Disorders 2010; 12: 459-472.

195. Zarate CA, Payne JL, Singh J, et al. Pramipexole for bipolar II depression: A placebo-controlled proof of concept study. Biological Psychiatry 2004; 56: 54-60.

196. Goldberg JF, Burdick KE, Endick CJ. Preliminary randomized, double-blind, placebo-controlled trial of pramipexole added to mood stabilizers for treatment-resistant bipolar depression. American Journal of Psychiatry 2004; 161: 564-566.

197. Swartz HA, Thase ME. Pharmacotherapy for the treatment of acute bipolar II depression: Current evidence. Journal of Clinical Psychiatry 2011; 72(3): 356-366.

198. Souza FG, Goodwin GM. Lithium treatment and prophylaxis in unipolar depression: A meta-analysis. British Journal of Psychiatry 1991; 158: 666-675.

199. Miller GE, Noel RL. Controversies in bipolar disorder: Trust evidence or experience? Current Psychiatry 2009; 8(2): 27-39.

200. Li CT, Bai YM, Huang YL, et al. Association between antidepressant

resistance in unipolar depression and subsequent bipolar disorder: Cohert study. British Journal of Psychiatry 2012: 200(1) 45-51.

201. Baethge C, Tondo L, Bratt IM, et al. Prophylaxis latency and outcome in bipolar disorders. Canadian Journal of Psychiatry 2003; 48(7): 449-457.

202. Ketter TA. Strategies for the early recognition of bipolar disorder. Journal of Clinical Psychiatry 2011; 72(7): e22.

203. Roybal DJ, Chang KD, Chen MC, et al. Characterization and factors associated with sleep quality in adolescents with bipolar I disorder. Child Psychiatry and Human Development 2011; 42(6): 724-740.

204. Benazzi F, Koukopoulos A, Akiskal HS. Toward a validation of a new definition of agitated depression as a bipolar mixed state (mixed depression). Eur Psychiatry 2004; 19(2): 85-90.

205. Sani G, Tondo L, Koukopoulos A, et al. Suicide in a large population of former psychiatric inpatients. Psychiatry Clin Neurosci 2011; 65(3): 286-295.

206. Cassano GB, Rucci P, Benvenuti A, et al. The role of psychomotor activation in discriminating unipolar from bipolar disorders: A classification-tree analysis. Journal of Clinical Psychiatry 2012; 73(1): 22-28.

207. Moeller H-J, Grunze H, Broich K. Do recent efficacy data on the drug treatment of acute bipolar depression support the position that drugs other than antidepressants are the treatment of choice? A conceptual review. Eur Arch Psychiatry Clin Neurosci 2006; 256: 1-16.

208. Bauer M, Ritter P, Grunze H, et al. Treatment options for acute depression in bipolar disorder. Bipolar Disorders 2012; 14(suppl 2): 37-50.

209. Born C, Seitz NN, Grunze H, et al. Preliminary results of a fine-grain analysis of mood swings and treatment modalities of bipolar I and II patients using the daily prospective life-chart-methodology. Acta Psychiatrica Scandinavica 2009; 120(6): 474-480.

210. Haro JM, Reed C, Gonzalez-Pinto A, et al. 2-year course of bipolar disorder type I patients in outpatient care: Factors associated with remission and functional recovery. European Neuropsycholopharmacology 2011; 21(4): 287-293.

211. Suppes T, Leverich GS, Keck PE Jr., et al. The Stanley Foundation Bipolar Network: II. Demographics and illness characteristics of the first 261 patients. Journal of Affective Disorders 2001; 67: 45-59.

212. Sheehan DV, Lecrubier Y, Sheehan KH, et al. The Mini-International Neuropsychiatric Interview (M.I.N.I.): The development and validation of a

structured diagnostic psychiatric interview for DSM-IV and ICD-10. Journal of Clinical Psychiatry 1998; 59(suppl 20): 22-33; quiz 34-57.

213. Yatham LN, Kennedy SH, Parikh SV, et al. Canadian Network for Mood and Anxiety Treatments (CANMAT) and International Society for Bipolar Disorders (ISBD) collaborative update of CANMAT guidelines for the management of patients with bipolar disorder: Update 2013. Bipolar Disorders 2013; 15:1-44.

214. Tohen M, McDonnell DP, Case M, et al. Randomised, double-blind, placebo-controlled study of olanzapine in patients with bipolar I depression. British Journal of Psychiatry 2012; 376-382.

215. Loebel A, Cucchiaro J, Silva R, et al. Lurasidone monotherapy for the treatment of bipolar I depresion: Results of a 6-week, double-blind, placebo-controlled study. Philadelphia, PA: American Psychiatric Association.

216. Loebel A, Cucchiaro J, Silva R, et al. Lurasidone adjunctive to lithium or valproate for the treatment of bipolar disorder I depression: Results of a 6-week, double-blind, placebo-controlled study. Philadelphia, PA: American Psychiatric Association.

217. US Census Data for the 2010 census, accessed on Wikipedia April 14, 2013.

218. Patkar A, Gilmer W, Pae C, et al. A 6 week randomized double-blind placebo-controlled trial of ziprasidone for the acute depressive mixed state. PLoS ONE 7(4): e34757. doi:10.1371/journal.pone.0034757.

219. Goodwin FK, and Jamison KR (2007). *Manic-Depressive Illness: Bipolar Disorders and Recurrent Depression, 2nd Edition.* New York, NY: Oxford University Press, pp.106-107.

Fundamentos para o tratamento bem sucedido do Transtorno Bipolar.

CALM SEAS

Sobre o Autor

Roger Sparhawk, M.D., é formado pela Faculdade de Medicina da Universidade de Case Western Reserve. Terminou sua residência em psiquiatria no Hospital Universitário de Cleveland e é Médico Psiquiatra Certificado. Vem tratando de pacientes por mais de 30 anos em consultório particular, bem como hospitais e clínicas públicas.

Dr. Sparhawk tem tido especial interessem em Transtorno Bipolar nos últimos 12 anos, e é membro da Sociedade Internacional de Transtorno Bipolar. Suas observações sobre o tratamento do Transtorno Bipolar foram publicadas como "carta ao editor" em diversas revistas científicas sobre Psiquiatria. Atualmente atua como membro do corpo clínico em Alternative Paths em Medina, Ohio. Também atual em consultório particular em Brecksville, Ohio.

Sobre o Tradutor

Giovani Missio, é médico Psiquiatra, formado em Medicina pela Universidade Federal da Grande Dourados, com Formação em Psiquiatria pelo Hospital do Servidor Público Estadual de São Paulo e título de Especialista pela Associação Brasileira de Psiquiatria. Membro da Sociedade Internacional de Transtorno Bipolar, atualmente atua como colaborador e pesquisador do "Programa Transtornos Afetivos"- (GRUDA) no Instituto de Psiquiatria do Hospital das Clínicas da Faculdade de Medicina da Universidade de São Paulo. Também é responsável e diretor técnico do Instituto VitalMente, clinica de atendimento em saúde mental.

www.ingramcontent.com/pod-product-compliance
Lightning Source LLC
Chambersburg PA
CBHW051800170526
45167CB00005B/1819